L'OCULISTE.

Je déclare contrefait tout exemplaire, qui ne contient pas ma signature réelle, en marge interne de la 5ᵉ page.

PARIS. — IMPRIMERIE DE MOQUET ET COMP^{ie},
rue de la Harpe, n° 90.

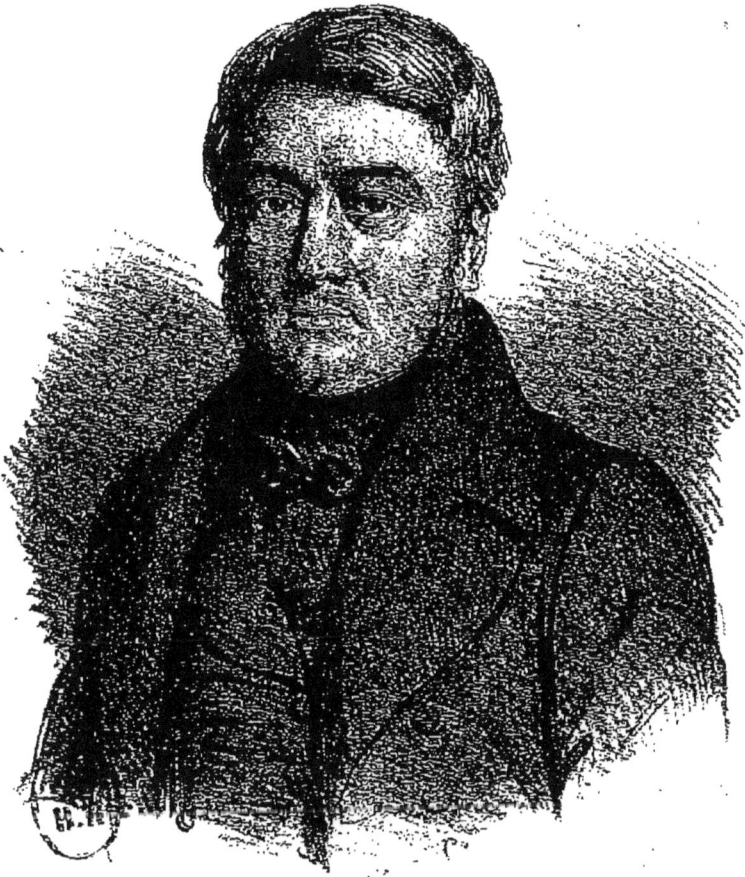

Imp. d'Aubert paris.

Lugoguey St. Joseph.

Médecin Oculiste.

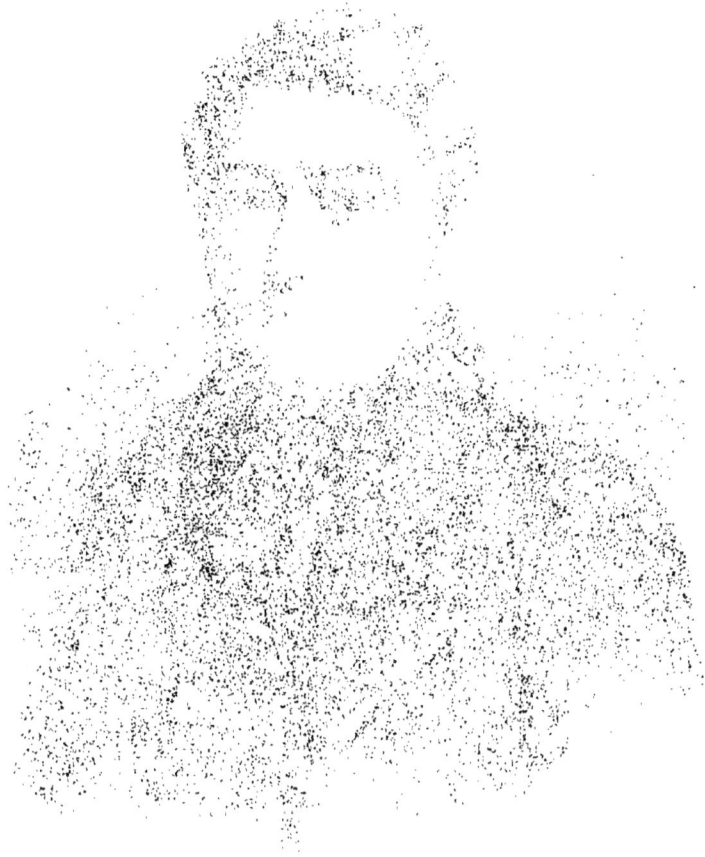

L'OCULISTE,

PAR

LAGOGUEY SAINT-JOSEPH.

« N'attendez pas tout-à-fait mon manuscrit,
« pour me trouver un éditeur ; par le temps
« qui court, il ne serait peut-être pas impos-
« sible d'en rencontrer un qui trouverait
« original, plaisant, qu'un roman historique
« eût pour introduction des formules d'oph-
« thalmologie et des dissertations médico-
« chirurgicales. Si vous le trouvez, vous me
« l'adresserez à Bondy, chez mon parent,
« seul et unique médecin du lieu. »
(LAGOGUEY, *Lettrs à mon ami Jacques.*)

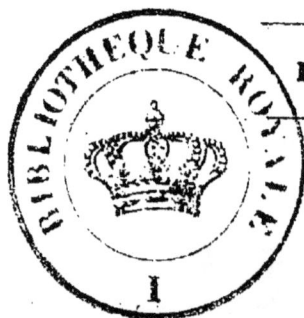

Prix 5 fr. le vol. et 5 fr. 50.

A PARIS,

L. TERRY, LIBRAIRE,
PALAIS-ROYAL, GALERIE VALOIS, N. 183.

J.-B. BAILLIÈRE,
LIBRAIRE DE LA FACULTÉ DE MÉDECINE,
RUE DE L'ÉCOLE DE MÉDECINE, N. 13 *bis.*

1837.

LETTRE DE MON AMI JACQUES.

Vous n'avez pas le sens commun, mon cher Lagoguey, puisque vous êtes possedé du démon d'écrire, vous pouviez mieux faire et choisir un autre sujet à traiter, que l'ophthalmie de l'armée belge ;

Et à propos de cette ophthalmie, vous blâmez les hommes et les choses, avec trop peu de ménagements.

Comment n'avez vous pas compris que ces hommes aut placés, que ces choses bien établies, sont à l'abri de ᴐs attaques.

Qu'ils ont à vous opposer, les uns des services trop ᴣels, les autres des cabales trop bien organisées pour ᵤe votre début littéraire ne tombe pas à plat au bruit de ᴣurs sifflets.

Passe encore, si, ménageant les organes de la publicité ᴏus vous étiez reservé des inteiligences dans les journaux, vos amis pourraient y faire admettre des articles adroitement rédigés, et prouver dans votre intérêt que c'est bien malgré vous que vous avez fait un livre, mais que votre péché portera sa peine, puisque vous prenez l'engagement d'en publier d'autres, et surtout de publier vos poésies ! Vos poésies qui nous arrivent à propos de maladies des yeux ! !...

Ne craignez-vous pas que ces malheureuses poésies vous attirent des reproches de la part des aveugles que vous avez guéris, surtout s'ils voient assez pour pouvoir les lire ?...

Eh ! mon pauvre camarade, lorsque vous aurez couvert les yeux d'Apollon et des muses, du bandeau de l'ophthalmologie, lorsque vous aurez mis Pégase à l'infirmerie d'Alfort, je vois d'ici ces illustres malades prier

Itard et Deleau de les rendre sourds, pour se soustraire au charivari de vos chants profanes.

Ensuite, était-il nécessaire de parler de votre vie, et d'événements sur lesquels vous ne pouvez vous dispenser de vous expliquer maintenant, car vos paroles accueillies par la malveillance pourraient laisser un vaste champ ouvert aux commentaires, et après avoir imprudemment attiré sur vous l'attention d'un public qui vous ignorait, vous ne pourriez peut-être pas plus tard répondre à tous ceux qui ont pour devise : calomniez, calomniez, il en reste toujours quelque chose.

A votre place je n'aurais pas écrit, mais puisque vous avez commencé, continuez, racontez simplement votre vie, il en sera peut-être chez vous de la littérature comme de vos opérations, les premières seules ne valaient rien, et cependant depuis long-temps vous comptez dans les habiles.

Mon amitié ne peut vous faillir, j'attends donc malgré mon improbation le manuscrit de votre second volume et de vos prétendues poésies, peut-être parviendrai-je à vous trouver un robuste éditeur.

Paris, le 10 novembre 1837.

Que Dieu vous garde et que vos créanciers
prennent patience.

JACQUES.

P. S. A propos comme votre versification est assez généralement mauvaise, je vous conseille de ne pas la retoucher, vous gâteriez l'idée (quand il y a de l'idée) sans intérêt pour le vers; prenez pour devise.

Pour moi, c'est ainsi que j'en fais,
Et si je les voulais mieux faire,
Je les ferais bien plus mauvais.   (BOILEAU.)

Viennent les sifflets dont vous me menacez, mon cher Jacques, et j'aurais opéré le miracle, pour lequel feu certain confrère, désespérant de réussir à démontrer la musique aux ânes, a dit :

Avant dix ans l'âne, le roi ou moi serons morts.

Au surplus je suivrai votre conseil, et puisque vous voulez connaître ma vie, je vous la promets complète ;

Nous commencerons même, si vous le voulez, par les neuf mois de la gestation, dont vous vous procurerez la représentation exacte chez Guy le naturaliste, ou chez le docteur Auzou.

J'étais à peine dans la position de la pièce n° 4, lorsque mes frères et sœurs me vouèrent au diable, qui paraît les avoir entendues, car le gaillard s'est parfois mêlé de mes affaires.

Mais n'anticipons pas;

Et n'attendez pas tout-à-fait mon manuscrit pour me trouver un éditeur ; par le temps qui court il ne serait peut-être pas impossible d'en rencontrer un, qui trouverait plaisant et original, qu'un roman historique eût pour introduction des formules d'ophthalmologie et des dissertations médico-chirurgicales.

Si vous le rencontrez, vous me l'adresserez à Bondy, chez mon parent, seul et unique médecin du lieu.

C'est bien le praticien le plus modeste, et le plus véritablement utile aux malades, que je connaisse.

Depuis près de vingt ans [il n'a pas eu le courage de s'enrichir.

C'est là son seul défaut....

Je vais le faire décorer.

Si vous devenez hydropique, adressez vous à lui, il y a sûreté et économie.

A propos, pour ce qui est de mes attaques contre certains noms haut placés, dites-vous ; ou je me suis mal expliqué, ou vous m'avez mal compris.

Je vous déclare ici que je leur reconnais à tous le mêrite que l'on peut avoir comme ophthalmologiste (aveu qui les touchera peu sans doute ; il n'y a pas de quoi se vanter), mais je blâme cette prétention au merveilleux et à la nouveauté, qui leur fait proclamer la vertu de doctrines téméraires, et adopter, pour médication, des moyens réellement dangereux.

Or, malgré le savoir bien reconnu de MM. Serres, Lisfranc, Velpeau, Miquel, Marjolin et autres, leur puissant patronage ne saurait absoudre l'application du vésicatoire sur les paupières, pas plus que celle du nitrate d'argent, des pommades et des topiques irritants, sur les yeux (sauf quelques cas).

Je n'attaque pas leurs personnes, autrement que dans leurs doctrines ophthalmologiques, et je me plais à croire qu'ils ne protègent pas de semblables erreurs dans toutes les parties de la scène hippocratique, sans quoi, Dieu vous garde de leurs conseils, au lit de la mort, et bien plus en bonne santé.

Au surplus, j'accepterai tout cartel qui aura pour arme l'aiguille de Scarpa et le couteau de Richter, et je consens à subir les frais de la guerre, si après leur avoir laissé le choix des yeux à opérer ou à traiter, je n'obtiens pas autant, et..... j'allais dire plus de réussite, que ces docteurs justement estimés.

Tout à vous, et lorsque vous voudrez m'écrire, toujours à Bondy, ou à Paris, hôtel Rossignol, cour des messageries Lafitte et Caillard.

LAGOGUEY (SAINT-JOSEPH).

MINISTÈRE DE LA GUERRE.

QUATRIÈME DIVISION.— N. 101.

Monsieur.

D'après la demande contenue dans la lettre que vous m'avez adressée sous la date du 5 courant, j'ai l'honneur de vous informer que je viens d'inviter monsieur l'inspecteur-général du service de santé, à donner des ordres à messieurs les officiers de santé, chargés de la direction du service sanitaire dans les hôpitaux militaires, afin de vous accorder la libre entrée de ces établissements, pour y faire des recherches sur l'ophthalmie dont sont encore atteints quelques militaires de l'armée belge.

Le ministre de la guerre,

Villemard.

M. Lagoguey St.-Joseph, médecin oculiste de la Faculté de Montpellier, à l'hôtel de la Régence, à Bruxelles.

1

OPHTHALMIE

DE

L'ARMÉE BELGE.

~~~~~~

LAGOGUEY SAINT-JOSEPH, MÉDECIN-OCULISTE,

A M. LE MINISTRE DE LA GUERRE,

Monsieur le ministre,

Le soin de mes intérêts ne m'a pas permis de prolonger mon séjour en Belgique, autant que je le désirais et qu'il eût été nécessaire de le faire pour pouvoir explorer tous les hôpitaux militaires du royaume. (1)

Mille écus de frais ne m'ont paru devoir être compensés par aucun avantage personnel, (mes confrères n'ayant pas seulement échangé une carte de visite). (2)

Enfin, si mes ressources ne m'ont pas permis

de prendre à ma charge les frais qu'eussent né-
cessités des démarches ultérieures (3), j'ai recueilli,
dans celles que j'ai faites, des renseignements qui
pourront être de quelque utilité pour le gouvernement belge, et je m'empresse de vous les trans-
mettre.

Parmi les cas d'ophthalmie qui se sont présen-
tés à mon observation, j'en ai remarqué :

1° De réels ;

2° De faux ;

3° De graves par leur nature ;

4° Et enfin d'autres devenus graves par le traitement.

Il n'était pas nécessaire d'écrire de longs volu-
mes sur la structure de la conjonctive (4), de dis-
serter ou discuter hypothétiquement pour fixer la
nature de son tissu, et le classer hier parmi les
membranes séreuses, aujourd'hui parmi les membranes muqueuses, et puis ensuite en faire une
membrane séreuse et muqueuse à la fois. Il n'était
pas, dis-je, indispensable de découvrir à la loupe
des papilles nerveuses, que d'autres ont désignées
(aussi à la loupe) comme étant un corps folliculaire glanduleux ; certes, il n'était pas nécessaire
de s'appesantir sur ces distinctions de fine ana-

tomie, pour traiter convenablement et avec succès l'ophthalmie qui sévit en Belgique et que l'on a regardée, à tort, comme spéciale et contagieuse.

L'avoir attribuée à la forme des cols et des habits est une absurdité (5), la strangulation qui agirait aussi directement sur les membranes externes du globe ne permettrait pas de tenir le collet agraffé pendant une heure. Toute autre compression est innocente, parce que les gros vaisseaux du col, qui, en cet endroit, ne traversent que des parties molles, cèdent à la pression et ils conservent complètement leur capacité et leur activité circulatoire à l'état normal. C'est là une vérité physiologique que l'on peut comprendre sans être médecin, et dont la preuve est à la portée de toutes les intelligences; mais son développement est étranger au rapport que j'ai l'honneur de vous soumettre.

Les médecins belges ne croient pas à la contagion (6); en cela nous sommes d'accord, j'en ai reçu la preuve en voyant l'ophthalmie traitée, non seulement dans les salles spéciales, mais encore dans celles destinées aux blessés.

Si des ophthalmies réelles sont contagieuses, ce n'est que par l'effet du transport immédiat de la matière morbifique; ce sont les cas graves que j'ai reconnus.

Ces cas sont dus, en général, à la syphilis et à la malpropreté de ceux qui en sont atteints.

Un seigneur allemand, le prince de H.... C.... qui a long-temps commandé un corps de troupes, m'a assuré que dans l'armée russe, on avait reconnu à l'ophthalmie une cause honteuse provenant de l'agglomération d'hommes dont l'immoralité, seule contagieuse, avait propagé les habitudes infâmes par lesquelles ces insensés trompaient la nature, privée du commerce d'un autre sexe.

Quelques exécutions militaires mirent fin à ces désordres (8).

Je suis loin de proposer ce remède, et je ne crois pas que la maladie qui nous occupe ait la même source; mais je suis convaincu que le contact des femmes impures est ce qui produit les cas graves, les seuls naturellement graves, et je me crois fondé à dire naturellement, parce qu'il y a des ophthalmies dont, selon moi, la gravité reconnaît une autre cause.

Des faux cas d'ophthalmie.

Lorsque dans mes visites aux hôpitaux, les médecins ont insisté, en ma présence, sur la nécessité d'exempter du service les conjonctives dites *granuleuses*, sans que cet état de leur face interne soit compliqué de l'injection des vaisseaux de la sclérotique ou blanc de l'œil; je leur ai montré mes conjonctives palpébrales, beaucoup plus granuleuses (9).

Et certes, militaire avec de tels yeux, je ne demanderais pas l'exemption d'une heure de service.

Mais je ne doute pas que si dans cet état on venait à me souffler dans l'œil du proto-chlorure de mercure à petite ou forte dose, on ne produisît alors une ophthalmie réelle, qui serait d'autant plus grave (10), que le nitrate d'argent et une pommade, contenant sur une faible partie d'axonge, vingt grains de deuto-chlorure de mercure (sublimé corrosif) feraient probablement un aveugle incurable, pensionnaire à la charge du trésor et désormais inutile à l'état.

Si les faux cas d'ophthalmie n'ont pas toujours ce funeste résultat, c'est que souvent des malades sont renvoyés dans leurs foyers. Ils échappent alors aux ravages d'une médication que je réprouve d'autant plus que si l'expérience, à défaut de tact, eût pu la faire rejeter depuis long-temps, je suis intimement convaincu que l'état aurait aujourd'hui quelques mille soldats valides de plus, et conséquemment autant de pensions de moins à la charge de son budget.

Pendant mon séjour à Bruxelles, j'ai acquis la certitude que, pour obtenir une pension définitive, des militaires, provisoirement subventionnés (11), rejettent les moyens curatifs qui pourraient les délivrer, et s'exposent, par cette incroyable cupidité, à la perte d'un organe que l'or et les pensions ne peuvent compenser. Pour ceux-ci, du moins, s'ils ne guérissent pas, la faute n'en est ni à la médecine, ni aux médecins.

A part ce je viens de dire sur les malades, heureusement rares, qui, attendant une pension définitive, prolongent volontairement leurs maladies, le renvoi des soldats dans leurs foyers serait une mesure louable, lorsque l'ophthalmie est réelle (12).

Mais je suis fondé à croire que cet appât du foyer paternel a dû décupler le nombre de ce que j'appelle les fausses ophthalmies ; car tout homme peut, en moins d'un jour, se mettre en état d'obtenir un congé pour cette cause, et sans parler des soi-disant granuleux, dont les yeux sont sains et qui sont admis à ces congés (13), le tabac en pou-

dre, tout corps étranger, toute cause irritante pourrait en peu de temps produire une ophthalmie artificielle.

S'il était mis à l'ordre que les malades ophthalmistes sans distinction, ne seront plus envoyés
dans leurs foyers, s'ils ne sont jugés entièrement
dans le cas de réforme ;

S'il existait un hôpital militaire, spécialement
destiné à les recevoir, et qu'il fût à leur connais-
sance qu'ils y subissent la privation de genièvre,
de tabac, de liqueurs et d'aliments solides, qu'une
diète sévère y est rigoureusement observée (14),
que *la contrebande y est impossible;*

Ces privations et ce régime, d'ailleurs indispen-
sables pour guérir les maladies réelles, feraient
bientôt disparaître les cas de fausses ophthalmies,
et la certitude m'étant acquise que ces cas sont les
plus nombreux, il y aurait déjà par cette mesure
une guérison morale dont les résultats seraient
immenses ; de plus, la sollicitude du gouvernement et les soins à donner ne porteraient que sur
les malades sérieusement atteints.

Parmi ceux-ci, comme je l'ai dit d'abord, les
scrofules et les cas d'ophthalmie vénérienne, sont
les plus graves, je dirai même, pour exprimer

toute ma pensée, que ce sont les seuls graves, et qu'un traitement rationnel ne suffit pas toujours pour préserver de la cécité ; car toujours et en peu de temps la suppuration blennorrhagique qui s'empare du globe de l'œil en amène la fonte totale, ou au moins partielle, avec trouble des tuniques transparentes ; désorganisation qui a pour conséquence la perte de la vue ;

Le scrofule peut produire des effets identiques, mais on le reconnaît à des signes certains, et, dans ce cas, on peut combattre la maladie avec plus de chances de succès (15) ;

Les syphilis récentes, et celles dont les symptômes cessant d'être apparents, n'en ont pas moins laissé des germes répandus imperceptiblement dans toute l'économie ;

Les scrofules héréditaires, et ceux que contractent spontanément et dans l'enfance les sujets lymphatiques ; j'ajoute que ceux-ci peuvent être reconnus et éliminés du service dès le recrutement ;

Je dis donc que le scrofule et la syphilis sont les deux fléaux qui produisent naturellement des cécités, la plupart incurables, mais dont cependant quelques cas, laissant encore les yeux partiellement lucides, peuvent être soumis à la

perforation de l'iris , ou opération de pupille artificielle (16).

C'est à ces affections , trop répandues par le défaut de surveillance et de rigoureuse séquestration
des individus infectés , c'est à ces affections qu'il
faut attribuer le plus grand nombre des aveugles.

Il est pourtant une cause qui a pu seconder
d'une manière désastreuse ces deux fléaux déjà si
puissants , et je n'hésite pas à répéter que cette
cause est la matière médicale même que l'on a prétendu opposer à la maladie.

Je proteste ici que, bien qu'à quelques exceptions près (17), je n'aie pas à me féliciter de la
politesse et des égards de mes confrères, et que
j'aie vu, à mon arrivée en Belgique, surgir le *ge-
nus irritabile medicorum...* (18), cachet des petites
passions, et type de médiocrité que je rencontre
aussi souvent en France parmi les moins capables ;
je proteste, dis-je, que mon intention n'est pas de
les blesser; si je remercie ceux dont j'ai reçu un
accueil bienveillant, je n'ai pas l'intention d'engager avec les autres une polémique, qui, sans avantage pour les hommes, ne tend qu'à déconsidérer
l'art.

C'est pour vous, monsieur le ministre, que

j'écris cette note, parce que vous avez pour mission de rechercher et d'accueillir le bien, de quelque source qu'il vous vienne ; me croyant sur les traces de la vérité, je vous la devais pour l'honorable appui dont vous avez soutenu ma première démarche (19).

Voici une observation dont votre sagacité obtiendra tout le parti que vous jugerez convenable d'en tirer, afin de corroborer mes assertions sur l'ophthalmie et son traitement.

Ailleurs qu'en Belgique, mais dans un pays où régnait la même ophthalmie, une autorité supérieure voulut bien, comme vous, général, faire ouvrir à mes investigations les salles d'ophtalmologie (20).

Je ne me permis qu'un conseil fort simple : il consistait à faire diriger sur un œil légérement irrité la vapeur d'une innocente infusion ; le grand prêtre du lieu, souriant de pitié, ordonna l'insufflation de calomélas, dans l'œil (21); puis un cataplasme de pommes cuites.

Le malade, cavalier dans un corps d'élite, pouvait facilement être renvoyé à son service avant quinze jours.

De l'eau pure eût produit ce résultat ! Oh si

j'avais pu enlever ce malheureux de l'hopital !!...

Mais je n'étais qu'un oculiste observateur muet, et content que l'oracle d'Epidaure voulût bien m'admettre dans le sanctuaire de ses sacrifices !

Quatre jours après, je revis le malade, son œil était perdu, et, comme si la première indication n'eût pu suffire à obtenir ce déplorable résultat, le nitrate d'argent était venu en aide au calomélas et à la pomme cuite pour confectionner un borgne, qui a dû s'estimer bienheureux, s'il n'est sorti que borgne de cette forge ophthalmologique !.... (22)

La maladie belge, soumise à une semblable médication, a dû nécessairement avoir de semblables résultats ; des ophthalmies ordinaires, qui céderaient à quinze jours d'un traitement non perturbateur dont l'hygiène et l'eau seraient la base, deviennent des maladies graves sous l'influence des terribles agents qu'on leur oppose, et dont les ravages sont incalculables ; je me trompe, ce calcul existe à l'article, pensions, dans les bureaux de votre ministère.

Je me résume, et je dis que les officiers de santé de l'armée ont puisé à de mauvaises sources leur thérapeutique appliquée à l'ophthalmie, que l'hygiène, la propreté, les visites sévères et réitérées des hommes et des femmes qu'ils fréquentent (23) ; la séquestration des vénériens et la soumission de cette catégorie à un traitement sévère (24), seraient autant d'utiles précautions, non seulement pour le cas spécial qui nous occupe, mais en général pour l'amélioration de la santé publique et comme mesure de haute économie politique 25).

Je dis que les ophthalmies devraient être traitées dans un, ou plusieurs établissements, spécialement destinés à ces affections, à l'exclusion de toute autre, et dirigés par un médecin ophthalmologiste, ayant liberté de manœuvre, et juge des admissions (26).

Je crois être certain qu'alors le fléau se réduirait, en peu de temps, au nombre de cas que l'on rencontre dans la pratique ordinaire, et qu'une année, moins peut-être, suffirait pour atteindre ce but. D'après mon calcul, on obtiendrait ce résultat en économisant les trois quarts de ce qui est depensé chaque année pour cet objet (27).

Je déclare de nouveau que je ne prétends pas verser sur les médecins de l'armée le blâme dont je flétris les moyens médicaux qui leur ont été proposés et conseillés ; j'ai été témoin de leurs efforts, et leur zèle ne saurait être mis en doute (28).

Mais l'ophthalmologie est une branche spéciale, toute d'observation et dont surtout l'égoïsme a arrêté les progrès (29) ; car presque tous les hommes qui ont écrit sur cette matière paraissent avoir été dirigés bien plus par le besoin d'occuper d'eux le public et de se mettre en relief , que par le sincère intérêt de la science (30).

Aussi c'est dans le raisonnement fondé sur mes observations et sur un tact médical qui est en moi, et ne peut se décrire, que j'ai dû puiser des indications que je ne pouvais trouver dans les amplifications de la médecine jactante, et les formules ampoulées de la toxicologie (31) ; compilations sataniques d'autant plus généralement admises, qu'elles paraissent plus téméraires ; ainsi la strycnine , la vératrine , la brucine et tous les poisons en *ine* , ont peuplé les cimetières en fondant de hautes réputations (32); ainsi la pierre infernale, les topiques et les pommades corrosives, les insufflations de mercure , et jusques aux pommes cuites des commères, font des aveugles en Belgique et ailleurs.

Ayant l'ambition d'être plus utile que savant , je me suis plus attaché aux faits qu'aux systèmes médicaux (33); c'est pourquoi, en mettant mes services à votre disposition, je vous les offre dans un style qui s'éloigne peut-être des formes académiques et même administratives. Vous comprendrez qu'il ne s'agit pas ici de style et de formes, mais bien d'une œuvre philantropique (34) pour laquelle mes démarches et mes sacrifices n'ont pas attendu ce jour. Je désire que les renseignements que je vous soumets rendent les uns et les autres plus utiles; j'y trouverai ma première récompense d'une sollicitude et d'une franchise pour lesquelles je ne crains pas de soulever contre mon empirisme rationel, les scrupules dédaigneux de quelques doctes nullités classiques.

Recevez, Monsieur le ministre, l'assurance de mon respectueux dévouement.

LAGOGUEY ST.-JOSEPH.

Bruxelles, le 26 janvier 1837.

MINISTÈRE DE LA GUERRE.

CABINET.

MONSIEUR.

Je vous remercie beaucoup de la communication que vous avez bien voulu me faire, par votre lettre du 18 de ce mois ; j'en ferai l'objet d'un examen sérieux, dès que mes occupations me le permettront, et il me sera agréable de pouvoir alors faire sortir un avantage pour vous-même, du travail auquel vous vous êtes livré dans l'intérêt de nos troupes.

Veuillez, Monsieur, recevoir l'assurance de ma considération distinguée,

Le ministre de la guerre,

VILLEMARD.

A M. Lagoguey, médecin oculiste, hôtel d'Europe, à Cambrai.

2

NOTES.

(*a*). Voulant m'assurer si véritablement l'ophthal-mie belge avait un caractère spécial, j'ai fait le voyage de Bruxelles, et j'ai demandé au ministre l'entrée des hôpitaux militaires ; cette première lettre est la réponse de M. le ministre de la guerre.

Je ne tardai pas à reconnaître que les cas gra-ves étaient dus à des affections vénériennes, et que le traitement, composé de substances trop actives, loin de guérir la maladie, ne faisait que favoriser son développement et sa terminaison funeste.

Les frais de mon séjour à Bruxelles furent en-tièrement à ma charge, et après y avoir dépensé, en frais de route et de séjour, 3,000 francs que j'avais spécialement destinés à cette démarche, je rentrai en France, ne trouvant pas d'ailleurs dans le service de santé, à quelques exceptions près, l'accueil et le concours qui auraient pu rendre mon séjour utile aux malades.

Arrivé à Cambrai, où mes occupations me fixè-rent pendant tout le mois de janvier 1837, j'adressai à M. le général Villemard, ministre de la guerre, les observations suivantes :

NOTE 1.

Le soin de mes intérêts ne m'a pas permis, etc.

J'ai dit que j'avais en frais de poste et de séjour dépensé 3,000 francs; c'était beaucoup pour moi, qui suis sans fortune...

NOTE 2.

Mes confrères n'ayant pas seulement échangé une carte de visite, etc...

J'en excepte quelques-uns, et principalement le chirurgien-major et plusieurs aides-majors des hôpitaux.

NOTE 3.

Des démarches ultérieures, etc.

J'avais l'intention d'appliquer à la maladie les moyens curatifs fort simples dont l'expérience m'avait démontré l'efficacité, et j'étais certain que, d'après la réussite obtenue à Bruxelles, le ministre m'eût chargé de voir successivement les autres hôpitaux pour y étendre la même médication ; alors sans doute mes frais eussent été à la charge de l'état; mais en présence de la pierre infernale et du sublimé corrosif, principaux agents employés par le service de santé, mon humble médication parut trop simple et peu digne de lutter contre les combinaisons scientifiques; aussi dès les premières indications que je donnai, le médecin en chef ordonnant les insufflations de mercure et les cautérisations auxquelles on doit tant de déplorables résultats, je dus m'effacer devant le maître du lieu.

NOTE 4.

Il résulte de l'ouvrage de Meble, médecin prussien, dont le livre a été traduit aux frais du trésor, et remis comme bréviaire des officiers de santé et devant leur servir de guide, qu'après avoir longtemps disserté sur la structure de la conjonctive, étant obligé de choisir entre les membranes séreuses ou muqueuses, et voulant dire quelque chose de nouveau, il finit par établir qu'elle est séreuse et muqueuse à la fois, distinction très judicieuse, comme on voit, et bien capable de résoudre la proposition qu'il a bien voulu avancer pour déterminer les causes de la granulation qui se remarque sur la face interne des paupières enflammées.

Il résulte de cette dissertation qu'abandonnant le point principal, qui est la guérison, on laisse le lecteur dans le doute complet, même sur la structure de cette membrane. Résultat assez ordinaire du besoin d'analyser auquel se livrent les savants, et qui peut mettre quatre d'entre eux occupés de la même recherche, dans le cas d'arriver à quatre buts différents, comme nous le voyons dans presque toutes les disputes médicales en général, et dans les séances de l'Académie en particulier; comme nous le voyons dans presque toutes les grandes consultations, en général, et dans quelques rapports de médecine légale, en particulier, où trois médecins, donnant un avis qui peut envoyer un homme à la mort, trouvent précisément trois causes diamétralement opposées pour motiver leur jugement. J'ai la *Gazette des tribunaux* pour garant de ce fait. Sans doute en allant chercher dans la terre et les racines la cause des feuilles, des fleurs et des fruits, comme en allant chercher dans la structure d'une membrane la cause de sa maladie, on peut dire de fort belles choses; mais les malades souffrent pendant ce temps et vous demandent un remède efficace; et si vous leur parlez de papilles nerveuses et de corps folliculaire glanduleux, quand ils vous demandent de la tisane à boire ou de l'eau pour baigner l'œil;

Si surtout votre analyse vous conduit à donner un coup de marteau sur une masse de poudre fulminante, comme cela m'est démontré par les terribles formules anti-ophthalmiques qui accompagnent le savant écrit de Meble;

Si, dis-je, ces beaux résultats de l'examen à la loupe ont la vertu de prolonger et d'augmenter les souffrances des malades, je dirai à ces derniers, au lieu d'un puits de science, trouvez une source d'eau claire et limpide, et servez-vous de cette eau, malheureux ! car là est votre guérison, ou du moins la certitude de ne pas exaspérer vos maux.

Je donnerai à la suite de mes notes ces formules que je réprouve, et je dirai de même comment je prétends guérir l'ophthalmie, et comment je la guéris chaque fois que des cas isolés se présentent à ma pratique.

NOTE 5.

L'avoir attribuée à la forme des cols et des habits est une absurdité.

Il n'est pas besoin de raisonnement pour prouver qu'une chose est absurde ; l'absurdité se dénonce elle-même, et il n'y a ici rien de trop dans l'expression. Je dirai seulement que les savants qui ont rêvé cette définition des causes de l'ophthalmie méritent plus les remerciements des maîtres tailleurs auxquels ils ont fourni de la besogne, que ceux du trésor que cette ordonnance médicale a appauvri d'une large saignée; après quoi l'ophthalmie n'en a marché que mieux ou plus mal, comme on voudra.

NOTE 6.

Les médecins belges ne croient pas à la contagion, etc.

L'un d'eux pourtant a prétendu trouver la preuve de la contagion ophthalmique belge dans l'air ambiant. Le baron Larrey et quelques médecins qui ont observé l'ophthalmie d'Égypte la considèrent comme endémique, et non contagieuse ; la contagion ne m'est pas même démontrée par l'assertion des ophthalmologistes, relative à la maladie purulente des nouveau nés, à moins qu'il n'y ait présence d'un virus vénérien ou autre, et transport immédiat de la matière morbifique sur l'œil. Dans plusieurs cas, que je savais n'être pas de cette nature, j'ai fait sur moi-même l'essai du contact, et je n'ai pas éprouvé d'accident.

NOTE 7.

La malpropreté de ceux qui en sont atteints, etc.

Des malades ayant un écoulement vénérien tou-
chent parfois la partie malade ou leur linge ma-
culé, sans avoir la précaution de laver leurs mains
après ce contact impur; si une légère démangeaison
ou toute autre cause leur fait porter la main à l'œil
et qu'un doigt empreint de la matière virulente se
trouve en contact avec la membrane interne ou les
bords libres des paupières, il en résultera une
ophthalmie, qui presque toujours se terminera
par la perte de l'organe.

NOTE 8.

Quelques exécutions militaires mirent fin à ces désordres, etc.

Je séjournais dans une ville du nord où des pos-
tillons reçoivent une prime des serruriers, pourvu
que par leur adresse à traverser un ruisseau, ils
parviennent à faire une avarie aux voitures des
riches voyageurs qu'ils conduisent. Un des princes de Hesse... subissait encore cet impôt, et at-
tendait dans ma chambre que sa voiture fût répa-
rée; sachant quelle était ma profession et que

j'avais guéri plusieurs enfants nés aveugles, il me
proposait d'offrir mes services pour le fils du duc
de Cumberland, aujourd'hui roi de Hanovre. Enfin
nous vînmes à parler de l'ophthalmie belge, et il
me dit que dans l'armée russe une pareille maladie avait fait de grands ravages, et qu'on lui avait
reconnu pour cause des habitudes et un regard
qui, dit on, étaient particuliers aux hommes adon-
nés à la passion extravagante qui attira le feu sur
Sodome!..

Si cette opinion était fondée, l'ophthalmie serait
endémique dans les bagnes et les prisons où ce
vice est particulièrement fixé. Je crois donc que
l'ophthalmie russe comme l'ophthalmie belge ne reconnaissent pour cause grave et principale que la
présence d'un virus vénérien et scrofuleux.

NOTE 9.

Mes conjonctives beaucoup plus granuleuses, etc.

J'ai observé dans beaucoup de cas que la granulation des paupières peut ne pas être un état
anormal, et tenir à l'idiosyncrasie des sujets sans
être dans tous les cas un signe pathologique, mes
paupières en sont la preuve. J'ai, comme tout individu, et selon mon état de santé, éprouvé des

ophthalmies, mais je n'ai jamais considéré l'état
granuleux de mes paupières comme une complication, ou si c'en était une, elle n'a du moins jamais
retardé la cure de mes légères indispositions.
Pourtant je n'ai pas eu recours, pour moi, à d'autres moyens que ceux que je propose pour les malades belges ou autres. Il est bien vrai que mon
hygiène et ma thérapeutique sont sobres de matière
médicale ; ce serait presque de l'oméopathie appliquée aux maladies des yeux, sauf cependant quelques modifications aux doctrines d'Hannemann.

NOTE 10.

Que le nitrate d'argent et une pommade contenant
sur une faible partie d'axonge, vingt grains de deuto-
chlorure de mercure.

Je suis encore à concevoir les motifs qui, même
sur la foi d'un grand nom, peuvent engager un
médecin à porter le nitrate d'argent sur une paupière ou une cornée qui ne sont nullement ulcé-
rées ; aussi l'emploi de ce moyen produit-il de terribles ravages ; car, le nitrate d'argent dût-il être
appliqué dans les cas où la cautérisation est ou
paraît indispensable, ce n'est encore qu'avec la
plus grande circonspection qu'il faut l'employer,

et surtout en neutralisant presque immédiatement l'effet du caustique. Je ne m'en sers ordinairement que pour les ulcères de la cornée transparente, lorsqu'ils menacent de la percer et de livrer passage aux humeurs du globe; mais quelle légéreté ne faut-il pas dans cette opération ! avec quelle attention je tiens mon aide prêt à injecter sur la partie touchée, une substance propre à modifier la cautérisation à l'instant même qu'elle est pratiquée. Et je répète que rien ne justifie la témérité de ceux qui promènent inconsidérément ce terrible caustique sur des yeux qui ne sont qu'injectés et larmoyants. Et je dis que la maladie, abandonnée à des simples soins hygiéniques, ferait moins d'aveugles que n'en font de semblables préparations, soit liquides, en pierre, ou en pommades !...

NOTE II.

Des militaires provisoirement subventionnés rejètent.

Un commensal de l'hôtel où j'étais descendu, homme d'affaires et très au courant de ce qui se dit et se fait en Belgique, me demanda quand je quitterais Bruxelles, et jugeant, d'après ma réponse, que ce serait sous peu de temps : c'est dom-

mage, me dit-il, que vous partiez si tôt, je connais quelques militaires qui ont mal aux yeux;
mais ils attendent leur pension définitive, et ne
veulent pas se faire traiter avant de l'avoir obtenue.

NOTE 12.

Le renvoi serait une mesure louable lorsque la maladie est réelle.

J'explique l'utilité de cette mesure, seulement
par l'avantage qui résulte pour les malades de ne
pas être soumis à la médication trop active que je
considère comme plus désastreuse que la maladie
elle-même ; aussi un riche négociant liégeois, ami
du ministre de la guerre, étant à Lille, à l'hôtel
d'Europe, me disait que jusqu'à présent le moyen
le plus utilement employé contre l'ophthalmie, était
le renvoi des malades dans leurs foyers, où l'on ne
paraît pas craindre qu'ils propagent la maladie
oculaire.

Cette remarque vient de corroborer mon opinion sur la non-contagion de la maladie et sur la
dangereuse médication qui a été adoptée.

NOTE 13.

Le tabac en poudre, tout corps étranger, toute cause irritante pouvant, en peu de temps, produire une ophthalmie artificielle, etc.

Dans une de mes visites à l'hopital militaire, pendant un pansement fait en ma présence, je remarquai, sur le cataplasme de *pommes cuites*, une assez forte prise de tabac en poudre; j'ai lieu de croire que ce militaire voulait obtenir une prolongation de séjour à l'hopital; malheureusement il n'y eut que trop de raisons pour la lui accorder; car, le même jour et dans l'état d'irritation où était l'œil, la redoutable pommade et le nitrate d'argent se chargèrent de reculer indéfiniment la convalescence.

NOTE 14.

Qu'une diète sévère y est rigoureusement observée, etc.

En général, les militaires ophthalmistes reçoivent dans les hôpitaux une nourriture trop abondante ou trop substantielle; le régime de bouillon et tisane pour toute nourriture éloignerait sans aucun doute les faux cas dont j'ai parlé.

NOTE 15.

Mais on les reconnaît à des signes certains, etc.

Il est rare que les scrofules, dont les symptômes ont été développés dans l'enfance, n'aient pas
produit des tumeurs cicatrisées le long des apo-
physes mastoïdiennes et des ulcérations de la cornée transparente, dont les moins graves laissent
encore des nuages assez apparents pour être reconnus à l'œil nu. Et je dis que dans un pays plat,
humide et coupé de canaux en tout sens, dans un
pays, où le casernement se fait dans une atmos-
phère de fumée de tabac, où la boisson est une
bierre forte, le genièvre une mauvaise eau-de-vie;
je dis qu'il est facile de concevoir comment ces sujets lymphatiques et scrofuleux sont peu propres
au service; or, ces constitutions morbides pouvant
être reconnues dès le recrutement, j'admets qu'il
y aurait des précautions à prendre pour éviter
l'abus et les marchés scandaleux de la conscription
de l'empire; mais il faut aussi admettre la probité;
et l'abus existerait-il, que je le regarderais encore
comme un inconvénient moindre que la certitude
de prendre à la charge du trésor public des sol-

dats dont les services éphémères seraient plus utilement employés ailleurs qu'à l'armée.

Peuvent être soumis à la perforation de l'iris, ou
opération de pupille artificielle.

Cette opération, qui, comme on le sait, consiste
à ouvrir un passage artificiel à la lumière, sera applicable à un grand nombre de cas en Belgique,
où presque toutes les maladies, qui n'ont pas été
suivies de l'irremédiable atrophie, ont eu pour résultat l'opacité centrale des cornées transparentes,
et se trouvent, plus ou moins, dans le cas décrit
par Demours et opéré par lui sur un nommé Sauvage, de Ham. (Voyez les planches de son ouvrage,
figure 1re, planche 46, et les observations du
texte.)

Le procédé dont je me sers pour ouvrir l'iris,
dans l'axe où la cornée est restée lucide, est tellement simple et sûr dans ses résultats, que,
si autrefois on s'estimait heureux de réussir sur
moins de dix pupiles sur cent, je me croirais
malheureux de n'obtenir que le résultat inverse. Il
est vrai que je ne me sers pas de bistouris, et que,
pour atteindre ce but, j'ouvre l'iris et la divis

sans excision, sans perte de substance, et n'en
obtiens pas moins une ouverture permanente, aussi
large que l'espace le permet. Je ne fais pas de ces
observations un prospectus ou appeal médical, et
je veux en cela différer des oculistes et autres médecins qui ont écrit sur l'ophthalmologie; c'est pourquoi je ne citerai pas ici les nombreuses réussites
que j'ai pu obtenir. Assez d'honorables praticiens
ayant voulu me voir manœuvrer cette opération,
en connaissent les heureux résultats, et en ont
admiré l'étonnante simplicité; je ne me sers pour
cela que de l'aiguille droite ordinaire, et déjà
beaucoup de mes confrères, auxquels j'en ai démontré les avantages, ont adopté mon procédé.

NOTE 17.

Je proteste bien, qu'à quelques exceptions près, etc.

Dans la suite de cet écrit qui me fournira matière
à parler des rapports des médecins entre eux, je
donnerai amplement les motifs de mon assertion;
dès aujourd'hui il m'importe de déclarer que je
n'ai pas prétendu généraliser, et taxer d'impoli-
tesse le corps médical en masse, mais bien quelques médecins qui, haut et bas placés, soit dans
l'instruction, soit dans les hôpitaux, ne sont pas

pour cela dispensés des plus simples égards que l'on se doit comme hommes d'abord, et plus particulièrement comme parcourant la même carrière.

Je sais que des médecins n'admettent pas cette confraternité, et que pour eux, oculiste et charlatan sont des synonymes. Je ne nie pas que le charlatanisme se soit emparé de l'ophthalmologie comme des autres branches de la médecine, chaque jour nous en offre la preuve ; mais cette injurieuse assimilation n'est pas plus applicable aux oculistes qu'aux autres médecins de tous les grades.

Dans l'exercice général de la médecine comme dans les spécialités, il n'est pas difficile de trouver le cachet du charlatanisme ; on le rencontre sous une tenue sévère comme sous la moustache et l'habit galonné ;

On le reconnaît dans l'ameublement d'un salon, comme dans l'équipage de Mirobolan ;

On le retrouve dans une circulaire dictée au ministre par les gros bonnets de l'ordre ; et dans les annonces de la camaraderie, comme dans les articles à tant par ligne de la dernière page d'un journal ;

On le voit chaque jour dans la compilation rajeunie d'ouvrages centenaires, comme dans les prospectus des soi-disant nouvelles découvertes.

Le charlatanisme enfin a pris droit de domicile
aussi bien chez des Dupuytren en herbe, verte,
sèche ou pourrie, que chez les saltimbanques, les
trapistes, les rebouteurs, les magnétisées somnam-
bules et les exécuteurs des hautes œuvres!...

NOTE 18.

Type des petites passions et cachet de médiocrité, que
je rencontre aussi souvent en France parmi les moins
capables, etc.

Il faut que cette disposition à l'irritabilité soit
bien particulière à la médecine, pour être devenue
le texte d'un adage latin, et jamais proverbe ne fut
plus justement appliqué que dans les cas, heureusement rares, où les médecins se laissent entraîner
par ce tempérament de bile hyppocratique.

Un médecin de Béziers, auquel je faisais ma visite d'oculiste, arriva graduellement à un si haut
paroxisme de fièvre jalouse, en m'entendant dire et
répéter que tout médecin sédentaire qui veut pratiquer les opérations d'ophtalmologie commet un
acte de témérité, parce que cette spécialité n'obtient
d'avantages (5) que par l'habitude, résultat d'une
pratique constante, et chance favorable qui ne peut
exister dans la médecine ordinaire, qui trouverait

à peine quatre ou cinq cas de pratique par année.

Mon confrère donc, qui se pique de crever un œil aussi bien que qui que ce soit, eut un tel accès de colère, que, le voyant prêt à suffoquer, et ne voulant pas exaspérer ce taureau médical, j'abrégeai ma visite et lui tournai le dos.

Dans une ville de Picardie, qui a le bonheur de vivre sous la paternelle administration d'un maire docteur, lequel ne manque jamais de donner aux médecins étrangers des preuves de mauvais vouloir, il n'est sorte d'avanies que nous n'ayons reçues (mon confrère et moi) de cet irascible et brelu magistrat.

Tantôt c'était des démarches alarmantes pour nos malades opérés, auxquels il adressait chaque jour une nouvelle visite des sergents de ville ; tantôt défense à l'afficheur d'annoncer notre séjour. Il est vrai que des confrères du lieu, notamment un académicien, ne se firent pas faute de soins et démarches pour entraver notre exercice, jusqu'à ce qu'enfin, fatigués du bourdonnement et des piqûres de ces frêlons, nous leur assignâmes, dans deux cents placards et dix mille prospectus distribués en ville, une heure de chaque jour, à laquelle nous donnerions aux élèves et à eux-mêmes des leçons d'ophthalmologie.

Et cette insulte, que nous leur jetâmes à la face,
s'ils la méritaient tous comme mauvais confrères,
le maire la méritait en particulier comme médecin ignorant, en voici la preuve :

Un aveugle, complètement cataracté, le consul-
tait sur la nature de sa maladie et sur les moyens
de guérison : « Il n'y a pas d'autre remède, répondit le docte magistrat, que de l'eau et du laudanum !... » Je citerais le médecin et le malade au
besoin.

Ces docteurs oculistiphobes eurent là satisfaction
de nous faire condamner à dix francs d'amende,
pour négligence à remplir des formalités de police
municipale. J'ai des lettres du procureur du roi,
qui prouvent combien il fut obsédé de dénoncia-
tions et mis en demeure de nous poursuivre.

Cette aventure m'a fourni le sujet d'une longue
thèse en vers burlesques. Elle se trouvera insérée
dans le recueil de poésies libres que je dois faire
publier incessamment, et à la suite de cet ouvrage
dont il formera la seconde partie.

Je vous la devais pour l'honorable appui dont vous avez soutenu ma première démarche, etc.

En effet, j'arrivais sans recommandation à Bruxelles; seulement, comme j'ai été assez heureux pour guérir des enfants aveugles-nés parmi lesquels se trouve le jeune Dorcy, fils d'un courtier de commerce de Lille, et parent du général Goblet, aide de camp de Sa Majesté le roi Léopold, je m'é_ tais appuyé de cet antécédent pour faire connaître au ministre de la guerre (alors le général M. Villemard) mon désir d'observer l'ophthalmie de l'armée.

Le ministre s'y prêta de bonne grâce, et s'empressa de me prévenir que les hôpitanx m'étaient ouverts.

Ophthalmologiste français, j'obtiendrais difficilement en France la même protection. Les coteries médicales et les intrigues circonviennent le ministère, et consulté sur des demandes qui ne chargeraient pas le budjet d'un centime, on les écarte sous l'apparence du désintéressement, mais dans l'intérêt réel de la camaraderie ou la crainte qu'un nom nouveau ne porte ombrage à la célébrité de ceux que l'on a pris sous son patronage.

NOTE 20.

Ailleurs qu'en Belgique et dans un pays ou régnait la même maladie, etc.

On concevra facilement pourquoi je n'articule pas plus nettement le nom du pays; autant que possible je m'abstiens de personnalités, et ce renseignement eût été un acte de malveillance si je l'avais appliqué à tel ou tel hôpital. Comme la Belgique n'est pas le seul pays où j'ai observé l'ophtalmie dite granuleuse, mon observation est applicable à une localité que je ne dois pas nommer par la même raison; si le hazard met cet écrit aux mains du médecin, il reconnaîtra le cas; il n'est pas probable que le malade dont il est question dans cet article, puisse jamais me lire :

NOTE 21.

Le Grand-Prêtre du lieu souriant de pitié, etc.

Je fus tellement déconcerté par l'aplomb et l'imperturbable assurance avec lesquels cette prescription fut faite, qu'en vérité j'en demeurai tout triste et fis fort piteuse figure devant des savants qui me paraissaient si certains d'eux-mêmes; je

doutai un instant s'il n'allait pas falloir m'humi-
lier devant la toute puissance curative des insufflations mercurielles et les marmelades de pommes.

Les unes recommandées pour d'autres cas par
le non infaillible quoique immortel Dupuytren,
l'autre aussi recommandé par nos bonnes vieilles
grand'mères, et par Winzel pour les cas ou l'on
veut provoquer l'atrophie.

NOTE 22.

Pour confectionner un borgne qui a dû s'estimer bien
heureux s'il n'est sorti que borgne de cette forge ophtal-
mologique.

Je crains fort que la témérité avec laquelle on se
sert du nitrate d'argent, sans en neutraliser les
effets, et la persévérance que l'on apporte dans
l'emploi de ce moyen, malgré les ravages qu'il
produit, n'aient déterminé son application sur
l'autre œil, pour peu que la violente inflammation
existante au premier, se soit sympathiquement dé-
veloppée sur le second.

Ce cas d'inflammation sympathique est heureu-
ment assez rare pour me faire penser que le malheureux dont il s'agit n'est que borgne, auquel
cas il doit un cierge à son patron et des remerci-

ments à la science; car n'avoir pas traité le second
œil, c'est le lui avoir guéri.

NOTE 23.

Les visites sévères et réitérées des hommes et des
femmes qu'ils fréquentent, etc.

On ne visite pas assez sévèrement; cet état de la
santé publique qui devrait fixer plus sérieusement
l'attention des gouvernants est presque abandonné,
et le principe morbide finira par passer dans l'es-
pèce humaine, d'où la dégénération des races et la
restriction de la longévité ; il faudrait avoir une
sorte de police médicale spécialement affectée à ce
cas. On me répondra peut-être que cette police
existe, que les militaires sont visités à certains
jours dans les rondes de chambrées, que les femmes le sont tous les mois aux dispensaires; je dirai
de nouveau qu'hommes et femmes ne sont pas visités sévèrement, et que chaque séance affectée à
ce soin rejette dans la circulation permise, plus
de cent hommes par régiment et plus de la moitié
des femmes tous infectés du vice vénérien. Je dirai
comme Panglosse, que sur deux armées de cent
mille combattants, on peut parier hardiment qu'il
y a de part et d'autre cinquante mille véroles...

On procède aux visites légèrement et avec répugnance, et puisque nous remuons ici une matière nauséabonde, puisque nous exhumons un cadavre en putréfaction ; portons y le scalpel et la sonde, soumettons les viscères à l'examen, découvrons le poison dangereux et opposons-lui un réactif salutaire...

Le poison, c'est la vérole... L'antidote, ce sont les visites sévères et même les punitions, pour les cas non déclarés par les malades eux-mêmes ; la consigne et l'interdiction des maisons de filles, deux mois encore après l'expiration du traitement.

NOTE 24.

La séquestration, etc.

Il existe des salles spéciales, mais au lieu de salles, il faudrait des établissements particuliers dont le régime fût d'une grande rigidité, les vénériens ne pourraient se plaindre avec justice de la sévérité du traitement auquel il faut les soumettre.

On condamne à la prison tout individu qui sciemment nuit à son semblable. Celui qui fait une blessure, soit dans un accès de colère ou de vengeance, est moins coupable que celui qui communique le poison vénérien, je parle de celui qui le communique, sachant qu'il en est vicié, et rarement il est possible qu'on l'ignore.

(*Nemo dare potest, quod non habet.*)

Et je dis qu'il est plus coupable, car ici c'est une santé qu'il altère pour toujours, c'est souvent la mort qu'il donne et c'est constamment une génération qu'il appauvrit ; car combien ne voit-on pas de malheureux enfants dont les tumeurs, les plaies, les angoisses et la mort prématurée ne reconnaissent pas d'autre cause que ce terrible fléau dont ils portaient le germe en naissant ; heureux encore si le terme prochain de leur douloureuse existence vient promptement diminuer la somme de maux qu'ils auraient à souffrir, et peut-être à léguer aux rameaux rachitiques qui peuvent naître de leur tronc abatardi !!!

Oui sans doute, l'insouciance sur cette matière est condamnable, car elle est telle, que chaque jour on renvoie des hôpitaux des individus à peine débarrassés des accidents primitifs et que l'on note guéris; on en expulse même pour fait d'infraction aux réglements, des malades chez lesquels les symptômes virulents ont toute leur intensité.

Dès le jour de leur sortie, les uns et les autres sont prêts à raviver et à propager le principe contagieux qui salit encore leur organisation.

On ne peut nier ce fait; j'ai en France des noms, j'ai des malades, j'ai des morts à citer!...

Je ne veux ni jugement ni prison pour un mal trop généralement répandu et pour un délit qui porte avec lui sa peine, mais je dis que la séquestration, le régime le plus sévère et toutes les mesures qui tendraient à éviter un nouveau contact avant guérison, seraient choses possibles et fécondes en heureux résultats.

NOTE 25.

Non seulement pour le cas spécial qui nous occupe, mais encore pour l'amélioration de la santé publique et comme mesure de haute économie politique.

On ne flétrit pas assez les lépreux vénériens, il faudrait plus de honte attachée à cette peste contagieuse; loin de là, elle est passée dans les habitudes de certaines classes, on s'en glorifie, et des jeunes gens courent après sur la foi de leurs pères dont ils ont entendu les plaisanteries à ce sujet.

Nombre de fois, moi qui écris ces mots, j'ai vu de jeunes voyageurs se vanter de leur impureté, avoir bien soin de la faire connaître, en être fiers et noter d'un air railleur les victimes qu'ils ont empoisonnées.

J'ai visité dans un seul hôtel quatorze voyageurs mis dans cet état par l'un d'entre eux, ayant pour intermédiaire de transmission la servante de l'hôtel.

Or, ce voyageur qui se vantait de sa prouesse pouvait tarir ou empoisonner, en six mois, quelques mille sources de la génération future.

Et si nous faisons des battues générales pour détruire les loups enragés et autres animaux malfaisants, croit-on que la séquestration d'un fléau infiniment plus funeste, ne serait pas d'une aussi grande utilité, et qu'une mesure pour atteindre ce but ne serait pas un acte de *haute économie politique*?

NOTE 26.

Et dirigés par un médecin ophthalmologiste, ayant liberté de manœuvre et juge des admissions.

Voici sans doute la question ardue, bien que je n'entende par liberté de manœuvre que le droit de diriger seul l'établissement, et d'employer la médication reconnue la plus efficace, sans que les autres employés du service de santé puissent y rien changer, et bien que j'entende aussi que, juge des admissions, un oculiste exercé n'admettra jamais, ou reconnaîtra promptement, les faux cas d'ophthalmie; je dis encore que c'est la question la plus grave.

Qui choisirait-on ?

Les ophthalmologistes ont tous, ou à peu près tous, la prétention d'être des hommes uniques ; ils ne procèdent que par merveilles, leurs cures étonnantes ont été consignées dans les colonnes de la publicité, et sans parler de ceux qui écrivent sur la cataracte, parce que la cataracte est la vache à lait des oculistes, sans compter ceux qui, dans des leçons d'ophthalmologie, se posent en maîtres infaillibles et propagent des funestes doctrines à tous prix, qui croiraient déroger si, s'en tenant aux simples indications les plus utiles, ils ne proclamaient la puissance des topiques infernaux, voir même des exutoirs appliqués directement sur les paupières !!

Sans parler de celui qui, proposant le déchirement de la cristaloïde postérieure, me dit en particulier que ceux qui l'essaieraient crèveraient les yeux, et s'en réjouissait.

Sans parler de ces saltimbanques d'autrefois qui se posent doctoralement après avoir déposé le baril d'encre, le cirage anglais, la mort aux rats, etc., et ont échangé les cymbales et la trompette du

postigeateur, contre l'équipage, la livrée, le faste
et les armoiries de Cagliostro, sans parler de tous
ces gaillards, qui me regardent, moi chétif, comme
un piètre sire et peu capable de continuer l'art que
je leur ai volé; et surtout de le continuer comme
eux.

Qui choisirait-on ?

Le premier médecin venu, pourvu qu'il ait de
la probité médicale et qu'il ne se laisse pas in-
fluencer par les soi-disantes observations insérées
dans des journaux de médecine, dans un but ap-
parent d'intérêt général et dans le but réel d'étendre ou faire mousser une réputation qui fléchit et
qu'il semble utile de réchauffer.

Or, pour faire saillie, ne faut-il pas articu-
ler un fait extraordinaire, substituer la médecine
témérairement héroïque, à la médecine simplement
utile, nous montrant comment Esculape, ou comment de par Esculape on peut impunément manier
le feu et les poisons.

Eh morbleu ! je sais que l'homme qui, suspendu
par les pieds à une corde, descend promptement
des falaises au rivage, fait un grand tour de force
et un voyage étonnant de vitesse : je n'en irai pas
moins au rivage par le sentier commun, et ceux

qui comme moi suivront ce sentier seront tous sains et saufs, tandis qu'il y a vingt à parier contre un que votre téméraire voyageur se cassera le cou.

Le premier médecin venu, pourvu qu'il s'occupe exclusivement des soins à donner à l'ophtalmie, et qu'il cesse d'employer la médication qui expose les malades aux chances des tours de force, sera le plus utile.

Il n'est utile que ce soit ni les oculistes mes confrères, ni moi, qui soyons chargés de ce soin, parce que c'est par la médication sagement appliquée et non par celui qui l'applique que les malades sont guéris : et d'ailleurs en me décidant à commenter ma lettre et à publier des réflexions aussi nettement articulées, j'ai renoncé aux espérances que la réponse du ministre de la guerre aurait pu faire naître en moi; mais je n'en serais pas moins flatté qu'une aussi honorable mission me fût confiée ; or, soit dit en passant, on peut plus mal faire (modestie à part); et si je me mets sur les rangs, on ne m'accusera pas, du moins, d'avoir restreint le nombre des concurrents.

En économisant les trois quarts de ce qui est dépensé chaque année pour cet objet, etc.

Je ne fais peser les trois quarts à économiser que sur la diminution sensible de la maladie et sa concentration dans les seuls établissements destinés à la traiter ; car la médication employée jusqu'à ce jour n'a pas dû multiplier les frais ; le calomélas et le nitrate d'argent sont à bon marché, mais j'ignore ce que les *pommes cuites* ont pu ajouter à la dépense.

J'ai été témoin de leurs efforts, et leur zèle ne saurait être mis en doute ; etc.

Oui certainement, les médecins emploient tout leur zèle et tous leurs efforts pour guérir la maladie ; il n'est aucun d'eux qui ne mît son bonheur et sa gloire à délivrer ses compatriotes, c'est peut-être cet ardent désir de guérir qui leur a fait adopter les moyens préconisés, par je ne sais quelle école ophthalmologique de Paris, école qui, sur la foi d'une méthode anglaise, a mis en grand renom la pierre infernale (moyen qui a l'avantage d'agrandir le champ de manœuvre ophthalmologique, en augmentant la maladie). C'est ce désir de guérir qui leur a fait courber un front doctoral devant les oracles de la publicité, et qui leur a fait dédaigner le collyre bienfaisant dont la base leur est offerte d'une manière si gracieusement libérale par le national Mennechepiss !

Oui, mes maîtres, le pauvre petit Mennechepiss perd incessamment et inutilement pour votre ophthalmie rebelle, le plus puissant agent que vous ayiez à lui opposer, et auquel on doit bien par ci par là ajouter quelques autres substances; mais la base est là, la base, entendez-vous !

Essayez et vous verrez, ou plutôt que l'on m'appelle pour essayer, et les malades verront, ce qui sans doute est préférable.

Mais entendons-nous !...

Bien que Français, je n'ai pas l'intention de payer les frais de la guerre.

Or, dans mon premier voyage, j'ai payé, par l'ennui d'entendre un concertante-diluvien, le plaisir d'admirer vos réunions si riches en princes et en femmes plus que jolies, j'ai payé par des frais énormes l'hospitalité de vos hôtels et de votre somptueuse *Chaussée-d'Antin*; et je n'ai rapporté dans ma France qu'une mauvaise

4

robe de chambre pour laquelle les doguins de la frontière commençaient à montrer les dents, de plus j'ai ramené un bon gros et gras domestique auquel j'ai appris à baragouiner du français, et qui voulut bien me débarrasser de mon argenterie, en quittant ma maison. (Ce domestique n'était pas belge.)

NOTE 29.

Presque tous les hommes qui ont écrit sur cette matière paraissent avoir été dirigés bien plus par le besoin d'occuper d'eux le public, etc.

Je n'en excepte ni notre maître Scarpa, ni ses traducteurs, annotateurs, ni les Demours, ni les Wenzel, ni les Delarue, ni maître Jean, ni la magnifique brochure du docteur T...... sur la pupille artificielle d'un nommé Cœur-Joli, ni les brochures armoiriées du docteur L......, qui *avance à grands pas dans les domaines de l'art et recule étonné devant les merveilles de la création!!!*

Ni la brochure à portrait de mon confrère L...... pour laquelle il a passé tant de jours, pour laquelle j'ai passé tant de nuits !.... ni les revues et articles du docteur Sichel, dont j'eus le malheur de sauver une malade précisément atteinte de l'affection qui nous occupe, ce qui me valut, de la part du cher et docte parrain des ophthalmies spéciales, l'épithète de charlatan !!!

Ni les écrits plus rationnels du docteur Caron, lequel prétend que mes pupilles artificielles (notamment celle que j'ai faite au jeune Dorcy, aveugle-né, qu'il devait opérer), ressemblent trop aux pupilles naturelles, etc.

Ni les écrits mensongers des guérisseurs de cataracte sans opération, lesquels mensonges passent la plaisanterie et me paraissent un véritable guet-apens auquel moi-même je me suis laissé prendre, moi oculiste !.... ce dont je demanderais pardon à Dieu, si je n'avais eu d'autre but que celui de préserver les hommes.

Je dis donc que je n'en excepte ni ces ouvrages, ni celui bien plus ingénieux de M. Williams, l'oculiste des rois, ni ceux bien plus intéressants encore de tant de distributeurs de lumière, et libre à ceux qui me lisent et à mes confrères de n'en pas excepter cet écrit.

Au moment où je rédige ces observations, un journal de médecine que l'on peut appeler le prospectus collectif des médecins, publie un bulletin de thérapeutique qui vient confirmer tout ce que je pense sur le besoin de créer ou soutenir une réputation par la propagation des moyens les plus illusoires, et dont rien ne saurait excuser la témérité. Je veux parler du nitrate d'argent employé dans les cas d'amaurose, pour cautériser la cornée, je renvoie à la note (4) pour la réfutation de cette proposition, ainsi que pour démontrer combien sont futiles de prétendues innovations, telles que l'emploi de la main droite pour les yeux droits cataractés, etc.

NOTE 3o.

C'est dans le raisonnement fondé sur mes observations et dans un tact médical qui est en moi et ne peut se décrire que j'ai dû puiser, etc.

Il existe une médecine instinctive, un principe naturellement conservateur dont chaque animal est doué.

Dans l'homme, l'école et l'étude ne devraient être que le développement de ce sens, que l'école et les systèmes gâtent souvent.

Où le cheval sauvage a-t-il appris à se saigner à la veine du garot?

A quelle école le chien a-t-il appris à connaître l'herbe purgative dont il se sert?

Certainement ces saignées et ces purgatifs sont employés en temps plus opportun que ceux dirigés par l'exploration de symptômes souvent trompeurs.

Je ne suis pas docteur ; ma confraternité avec ces messieurs consiste à être comme eux un officier de santé ; je ne prends pas leur titre dont la plupart paraissent fort jaloux, et je me renferme dans ce qui a rapport spécialement à mon art.

Il y a déjà suffisante matière pour emplir mon pauvre cerveau !..

Et en vérité, un docteur qui possède *(mais qui possède réellement)*, toutes les conditions de savoir exigées pour ce grade, me semble chose si merveilleuse et si impossible, que j'aurais renoncé à ma profession, s'il m'eût fallu acquérir la science complète que les réglements paraissent commander pour l'obtention des trois diplômes.

Mais je me suis dit, par exemple, Béranger n'est pas docteur ès-lettres ou ès-sciences, et je demande combien de ces docteurs réguliers oseraient lutter de chaleur, de grâce, d'éloquence et de force avec notre poète illétré ; il serait aussi ridicule d'exiger de Béranger la solution d'un problème algébrique pour lui permettre de publier ses inimitables poésies, qu'il eût été ridicule d'exiger de moi l'explication des commentaires de César, pour que j'obtienne le droit d'exercer la chirurgie ophthalmologique ; or, sans savoir ni le grec, ni le latin, ne puis-je traiter, opérer, observer, compulser, suivre et disséquer cette belle partie de la science , sans être trois fois docteur !...

Je suis un officier de santé, ou pour dire comme les savants, je ne suis qu'un officier de santé !... Et morbleu, c'est parce que nous vivons dans un temps et dans un pays où il paraît que les diplômes ont cessé de se vendre, car puisque j'ai vainement demandé à subir les examens au doctorat, j'en eusse acheté un de ces brevets d'impunité, pour l'empoisonnement scientifique , comme en ont acheté peut-être quelques-uns de ceux qui ont cherché à entraver mon exercice. Je ne suis donc qu'officier de santé , et comme tel je me suis bravement mis à l'œuvre, non sans trouver à chaque pas des robes et des bonnets qui me barrent le chemin , des préfets qui me refusent leur concours, voir même des commissaires de police qui ne se contentent pas de mon passeport.

Et serais-je en ophthalmologie ce que Béranger

est en littérature (comparaison peu modeste sans doute, mais très certainement applicable), et bien dans cette hypothèse de perfection, il ne serait pas impossible que la vue rendue par moi ne se traduisît en une amende de police municipale.

On ne tolère les officiers de santé que dans les épidémies, où l'on veut bien leur permettre d'affronter au lit du malade les dangers et la mort pour lesquels on ne conteste pas la validité de leurs titres, fussent-ils d'un autre département.

C'est à ce parfait charivari légal que l'on doit, dit-on, remédier, en augmentant les entraves des officiers de santé, et en élargissant les canaux qui amènent aux notables Parisiens la centralisation et le monopole des opérations fructueuses.

Je reviens au tact médical.

On ne niera pas l'existence de cette faculté naturelle; on la nierait, que moi je la sens et je lui dois plus que je ne devrais à tout élément de savoir; par elle j'ai surmonté des difficultés, j'ai trouvé d'heureuses inspirations que je chercherais en vain sur les bancs et dans les auteurs, je n'ai pas négligé ces derniers; mais j'ai comparé les anciens aux nouveaux, et j'ai presque toujours retrouvé dans les nouveaux ce qui avait été écrit par les anciens, dont souvent ces versions appauvrissent les pensées.

Je n'ai vu que des édifices replâtrés, des tableaux revernis.

Et je me suis dit qu'il en devait être ainsi : car les siècles, en modifiant les lois et les mœurs, n'ont rien changé à la matière.

Des études médicales sans résultat, des écarts de jeunesse, des revers, des malheurs, m'avaient jeté dans une sorte d'inertie ; j'étais sans appui, sans travail ! Ce n'est pas ici le moment de développer les causes de cette misère, d'où je n'entrevoyais aucune issue ; plus tard je reviendrai sur cette triste page de ma vie. Ce n'est pas dans une simple note que je puis paralyser des efforts trop puissants à me nuire !...

Sans prétendre justifier les égarements de ma jeunesse, sans vouloir atténuer en rien l'imprudence qui me poussa dans les repaires de ruines, qu'une sage législation aurait dû supprimer plus tôt, pour l'honneur de mille familles qui ont vu s'y perdre des enfants, leur espoir et leur gloire ; sans vouloir me parer de vertus qui ne sont pas les miennes et me couvrir du masque hypocrite que mes ennemis ont si bien conservé pour leur plus grande

béatitude, et pour me ménager de nouvelles persé-
cutions ;

Je dirai de quelles tristes conséquences fut sui-
vie une imprudente démarche qu'ils avaient pro-
voquée ;

Je dois cet aveu à l'opinion publique ; il faut que
ceux qui me confient leurs pères, leurs femmes,
leurs enfants à guérir, sachent à quel titre je suis
guérisseur.

Il faut que ceux de mes confrères qui me dif-
fament en exploitant un malheur, qu'ils n'auraient peut-être pas eu le courage d'attirer froide-
ment sur eux, quand d'un mot ils auraient pu le
conjurer ; il faut que partout l'on sache, et que ce
mot aurait tué une mère, et que ce malheur fut
supporté avec force et résignation, et que j'ai tout
fait pour le réparer complètement, et enfin que
j'espère accomplir ce travail de toute ma vie....

C'est-à-dire qu'une somme de vingt-cinq à trente
mille francs m'ayant été légalement volée par la
ville de Paris, représentée par l'administration des
jeux, j'espère parvenir à acquitter la partie de
cette somme qui ne m'appartenait pas, et dont je
m'étais imprudemment chargé. J'en ai constamment servi l'intérêt au taux des caisses d'épargne,

et, bien qu'il m'en ait été donné quittance, mon créancier sera intégralement remboursé.

Ce fut le but de tous mes efforts depuis 15 ans, et c'est peut-être pour m'en rapprocher que j'en fais ici l'aveu. Saura-t-on me comprendre ?...

Je dis donc que j'étais dans un état d'abandon, dans une sorte de torpeur et d'inertie, d'où je sortis un jour pour me lancer dans le travail et suivre la carrière ophthalmologique. Je devais y entrer par un chemin un peu bourbeux, mais on traverse le Cocyte pour aller à l'Elysée.

On allait opérer des cataractés......

Un jour donc, six musiciens, le casque en tête, étaient rangés devant l'hôtel-de-ville de......; trois aveugles, un oculiste et un nombreux public étaient dans la salle basse.

Je voulus voir redonner la vue.... et je vis cet acte divin s'accomplir devant moi !

J'ai pâli, j'ai tremblé, j'ai pleuré, j'étais fou !

Je veux suivre cet homme, je serai son valet, son secrétaire, ce qu'il voudra ;....

Et je l'ai suivi, cet oculiste à grand orchestre, je voulais être son ami, l'aider, le respecter, mais il

n'a voulu, lui, ni respect ni amitié, il ne voulait
que m'exploiter, il y réussit.

Car je le vantais de bonne foi et je faisais
partager mon enthousiasme ; il pleuvait des in-
firmes et de l'or. Et chaque jour me donnait
une leçon nouvelle et bien involontaire de sa
part ; car il mettait autant de soin à m'éloi-
gner des opérations que j'en mettais à appren-
dre , et lorsqu'il s'aperçut qu'après avoir tra-
vaillé le jour pour lui, je passais la nuit à m'ins-
truire, il me congédia, disant qu'il ne voulait pas
faire d'oculistes nouveaux ;

Il était trop tard !

J'étais bien pauvre alors, comme encore au
jourd'hui, mais l'égoïsme de cet homme, qui
peut-être me trouvait trop heureux de rougir pour
lui sous son attirail de banquiste, m'avait déterminé à lui voler le savoir qu'il voulait me céler,
j'étais aidé, d'ailleurs, par des maîtres plus sûrs,
j'avais dévoré les auteurs.

Je sentais en moi le tact médical !.... je com-
prenais !.... j'étais médecin !....

Dans une pièce de vers que j'ai intitulée : Epître
à mon bras cassé, voici de quelle manière j'exprime
comment je devins oculiste :

Comme l'amant de Valérie,
Volant notre art aux charlatans,
Nous avons su de notre vie
Utiliser les derniers ans.
Et sans partager d'Épidaure
Les couronnes et les abus,
Nous pouvons à l'aveugle encore
Montrer le ciel qu'il ne voit plus.

Que si les serpents de l'envie
Viennent siffler autour de nous,
Si par fois un docte jaloux
Provoque la loi qui nous lie,
Du riche que j'ai su guérir,
S'il excite l'ingratitude,
Nous avons, dans la solitude,
Quelques pauvres pour nous bénir!....

Ainsi, mon bras, reprends courage!
Nous terminons notre voyage
Sans cordons et sans oripaux,
Restons des bâtards d'Esculape,
Et si pour prix de nos travaux,
Dinant sans argent et sans nappe,
Par l'hôpital il faut finir ;
Qu'importe le champ de bataille,
Les pilules ou la mitraille,
Puisque, frère, il nous faut mourir? etc.

Je promets l'explication complète des circonstances bizarres qui me firent oculiste, et je raconterai par quelle chaîne d'événements je fus amené à connaître la vie des médecins et des banquistes; je donnerai sur les uns et sur les autres des notes biographiques qui ne seront pas sans fruit, pour peu que l'administration veuille en profiter. Ces notes et ces explications seront à la suite de cet ouvrage, je les publierai dans peu de tems, c'est-à-dire immédiatement après une petite brochure de poésies burlesques, pour lesquelles je cherche un courageux éditeur, c'est-à-dire un éditeur qui ne craigne pas de perdre quelqu'argent.

Et ma foi, puisque nous parlons de ces bâtards de mon cerveau, il vaut autant que j'en déroule ici le prospectus, je préviens qu'un prospectus bien fait et lancé à propos est presque toujours le seul mérite d'une entreprise, d'un ouvrage ou d'un homme.

Voici le mien :

I.

L'orgie. (Galop chinois.)   68 vers.

La liberté fit des enfants,
Petits chinois de bonne mine,
Dont on fabriqua les savants
Et les orateurs de la Chine, etc.

2.

Un Marin.   48 vers.

Quand la mer et le vent
Brisent sur la jetée, etc.

3.

La vieille Négresse   32 vers.

Bon maître à moi, moi te bénis,
Tu n'as pas fait couper la tête
A petit noir, etc.

4.

Lorette.

Mourante de faim et de froid, etc.   32 vers.

5.

J'ai la goutte.

Ami goutteux est un pesant fardeau,
Pour fille jeune, etc.

6

Effeuillons encore une fleur.   24 vers.

Entends au loin mugir l'orage.

7.

Lettre à Landrau.   68 vers.

C'est à toi que j'écris patriote des champs.
Roi d'une île sans habitants,
Vrai despote dans ton empire,
Mets tes lunettes, et sans rire
Lis tout ce gachis, si tu veux,
Et puis comprends-le si tu peux, etc.

8.

L'eau du Missouri.   58 vers.

Habitants de Pekin, hommes, femmes, enfants,
    Grands et petits chinois, magots ici présents, etc.

9.

Lettre d'un homme du peuple au roi.   80 vers.

Le peuple, assure-t-on, secondant le hasard,
Philippe, t'a fait roi..! C'est une belle part.
Dans l'héritage acquis, la fortune nous donne
A nous la liberté, puis à toi la couronne.
Chacun de nous a donc et son lot et ses droits,
Mes enfants seront peuple, et les tiens seront rois!
Qui de nous doit le plus applaudir au partage?

10.

Mirobolan. (Scène de charlatan.) 166 vers.

Et pounn gïne gïne, et pounn gïne gïne
Et pounn gïne gïne, nanana.
Et pounn nanana, et pounn nanana,
Et pounn nanana, gïne gïne...

11.

Ma thèse, au Baccalauréat, es-lettres. 900 vers.

Enfin le procureur du roi
Pour punir notre irrévérence
Nous a sommés, de par la loi,
De comparaître à l'audience
Où trois juges seront assis,
Pour décider, dans leur sagesse, etc.

12.

Épître à mon bras cassé. 196 vers.

De l'empire que je gouverne
Premier ministre, réponds moi.

13.

Les oies du Capitole.

Ce ne sera toujours fête
Viendra l'heure de la tempête
Fatigué, languissant, dans l'ivresse engourdi
Pourras-tu t'éveiller, ô peuple abâtardi, etc.

14.

Le Baptême et la Mort.   24 vers.

15.

Ah ! Plaignez moi. (Romance.)

16.

La fin du monde.   48 vers.

Chasseurs, entendez-vous le sombre roulement?

17.

Toi. (Romance.)   12 vers.

18.

Un Chien de mariage. (Fable.) 46 vers.

Un chien courant avait fait alliance
Avec chienne danoise, au poil lisse et tigré,
Au collier de cuivre doré,
Belle bête, ma foi..! Tirant de sa naissance
Et de sa beauté
Vanité, etc.

19.

Aux frères N.....tailleurs. 30 vers.

Vous dont le goût et la dextérité
Habillent le faquin en homme d'importance.

20.

Sur l'Évangile.   4 vers.

5

3o.

Ma Confession. 4o vers.

Monsieur, je vous le confesse,
J'ai reconnu mes erreurs,
Je n'ai plus qu'une maîtresse, etc.

3i.

Invocation. 12 vers.

O toi dont maintenant le corps est en poussière.

32.

A Madame J... célèbre pianiste. 4 vers.

En lui adressant les paroles d'un chant funèbre
sur la mort du duc de Berry.

33.

A M. Robillard. 4 vers.

34.

A deux Grisettes. 66 vers.

Mesdames, je voulus en vain
Vous montrer l'amour au village, etc.

35.

A Coralie. 16 vers.

Aimable Coralie, et si jeune et si belle, etc.

36.

Fragment de Lettre. (A ma mère.) 22 vers.

37.

Lettre au baron D...   84 vers.

Par égard pour votre livrée,
J'ai bien voulu pardonner à B....
Quelque tour de fripon, quelque propos de fat.

38.

Cadet Buteux, commis de l'octroi de Rouen. 150 vers.

L'aut' jour au mont à malade
Chez l'papa Monier,
J'aperçois t'un camarade
Qu'était z'a pinter, etc.

39.

Sainte Reine des bois.   40 vers.

Alice a vu dans la nuit sombre
Apparaître un spectre effrayant.

40.

A une dame de la rue du Helder.   18 vers.

Je veux que le diable m'emporte
Si je connais le langage amoureux, etc.

41.

La Déesse de la Raison.   44 vers.

Entendez le bruit du tambour,
Entendez la cloche d'alarmes,
Voyez cette amazone en armes,
C'est Théroigne de Méricour!! etc.

42.

A Charles X. 40 vers.

Sire, jamais le malheureux en vain
Ne vous tend donc une main défaillante, etc.

43.

Dieu soit béni, ma fille est morte. 60 vers.

Le temps a tracé mes douleurs
Sur le sable, qui les emporte, etc.

44.

Le pardon de mes cheveux blancs. 24 vers.

———

NOTE 31.

Ainsi, la strycnine, etc.

Je n'ai pas besoin de dire combien ces funestes poisons ont fait de ravages, et je ne pense pas que les services qu'ils ont rendus soient une compensation suffisante. On dira sans doute que de tels agents ne sont pas à ma portée, et que je les redoute parce que mon ignorance n'en saurait faire la juste application ; soit, j'avoue mon peu d'habileté et ma timidité trop grande pour manier des armes aussi redoutables, et je laisse à d'autres la gloire de tenter ces expériences funestes; mais si

leur emploi a pu se trouver indiqué, et recevoir
une juste application dans la pratique ordinaire
de la médecine (ce qui ne m'est pas démontré), il
n'en est pas moins certain que je le regarde comme
désastreux dans le cas qui nous occupe.

NOTE 32.

Ayant l'ambition d'être plus utile que savant, etc.

J'aurais dû dire, ayant l'ambition d'être utile
bien que je ne sois pas un savant, je me suis plus
attaché aux faits qu'aux systèmes, etc.

J'ai dit comment, avec des études médicales, hors
des bancs, je suis parvenu à être oculiste; on conçoit
que je n'ai pas de prétention à la science et que si
je dois mon art à moi-même, je dois de même mes
convictions au seul résultat de mes nombreuses
observations.

Ne pouvant choisir un drapeau, parmi les systèmes qui fractionnent l'école et la pratique, ne
pouvant regarder la médecine comme soumise aux
caprices de la mode, ne croyant pas que l'on puisse
à chaque instant, voir surgir un nouveau moyen
de guérir devant lequel les autres moyens jadis
préconisés deviennent autant d'erreurs, ne pou-

vant croire que les avis des Broussais, Marjolin, Roux, Lordat, Dupuytren, Chaussier, Bichat, Lallemand, Portal, Delpech, etc., dussent pâlir en 24 heures devant une méthode nouvelle et devenir à leur tour des systèmes rococo ; et d'ailleurs fort embarrassé de choisir dans cet arsenal la lame la mieux fourbie et la mieux trempée pour protéger les malades, je me suis attaché aux faits ; c'est là, si on le veut, de l'empirisme, mais c'est de l'empirisme rationnel, et ce mot signifiant le savoir de l'expérience, je ne vois pas qu'il y ait à rougir de se le voir appliqué.

NOTE 33.

Mais bien d'une œuvre philanthropique pour laquelle je n'ai pas attendu ce jour, soit pour mes démarches, soit, etc.

Lorsqu'une expédition scientifique dut parcourir l'Egypte pour expérimenter, je crois, les effets du chlorure d'oxide de sodium contre la peste, je voulus profiter de cette occasion pour visiter un pays qui devait offrir à un oculiste des observations intéressantes ; on sait qu'une ophthalmie grave et qui passait pour spéciale et contagieuse

sévit ordinairement dans ces climats ; dans mon
opinion, les cas de cécité doivent être plus fré-
quemment l'amaurose et les albugos. Je désirais
les observer sur les lieux, et pour cela, je demandai au ministre des affaires étrangères l'autorisation de faire partie de l'une de ces expéditions, ne
fût-ce que comme infirmier.

Je reçus de monsieur de Rayneval la réponse
suivante :

MINISTÈRE DES AFFAIRES ÉTRANGÈRES.

MONSIEUR,

Vous me demandez de faire partie de l'une des
deux expéditions qui doivent parcourir l'Egypte
et l'Asie dans l'intérêt des sciences et des arts ; je
ne puis que vous engager à adresser votre demande aux chefs de ces expéditions, qui ne ren-
trent en rien dans mes attributions ; elles n'ont
avec mon département que les rapports d'intérêt
et de protection que le gouvernement du roi est
heureux d'accorder aux entreprises qui ont un

but aussi utile et aussi désirable que celui que se proposent ces savants.

Recevez, etc.

RAYNEVAL.

Il était trop tard pour suivre le conseil de monsieur le ministre des affaires étrangères, et je remis l'exécution de mon projet à un moment plus opportun.

Plus tard, monsieur le comte Sébastiani étant alors ministre de la marine, je demandai mon passage sur un bâtiment de l'état. Le *Luxor* était alors en armement pour aller prendre l'obélisque; j'eus le tort de demander en même tems le titre d'oculiste honoraire de la marine, afin que mes recherches fussent facilitées dans les hôpitaux et dans les colonies, où je voulais également porter mes investigations. Peut-être cette demande parut-elle ambitieuse, bien qu'elle fût gratuite; il me fut répondu qu'elle ne pouvait être admise, ce qui me fit regretter de n'avoir pas simplement demandé mon passage.

Je ne sais quel avantage la science a retiré du voyage des doctes notabilités qui sont allées en Égypte et en Asie; le mérite de leurs observations paraît avoir consisté principalement à affronter avec courage le danger de la contagion en portant eux-mêmes des vêtements de pestiférés.

Ce fut une preuve de courage sans doute, mais elle fut donnée sans avoir en rien diminué l'intensité du fléau, dont le principe contagieux n'est pas démontré d'une manière bien positive. Au surplus, mon passage eût été sans charge pour le trésor, et je crois fermement que s'il m'eût été accordé, mes observations sur l'ophthalmie eussent été au moins aussi utiles que celles recueillies par l'expédition dont il s'agit.

Il n'est pas toujours facile de sacrifier une vie d'homme pour l'utilité générale et le service de son pays.

En 1815, je signalais au ministre Carnot la lenteur avec laquelle l'autorité de mon département se préparait à la défense du territoire, et je demandais l'autorisation de lever une compagnie de garde nationale active; le ministre me répondit en louant mon zèle, et en envoyant à l'autorité supérieure l'ordre de s'entendre avec moi.

Je fus mandé au chef-lieu.

Mais ces administrateurs, qui, la ceinture tricolore au ventre, avaient en réserve la ceinture blanché dans leur poche, toute prête au besoin, trouvèrent ma moustache bien jeune pour déranger le général, et loin de stimuler dans un jeune homme de dix-neuf ans, le noble élan qui faisait vouer son bras et son sang à la défense de la patrie, on refoulait en lui, par de l'ironie sur sa jeunesse et son inexpérience, le généreux entraînement qui, dans d'autres tems et chez nos aînés, avait purgé le sol de l'odieuse présence de l'ennemi.

Et d'après cet antécédent, lorsque plus tard, vaincu par la misère, que du moins je voulais honorable, j'entrai loyalement comme soldat dans les chasseurs de la garde, on eut l'infamie d'accueillir une dénonciation qui me désignait *comme capable de renouveler l'attentat de Louvel !...*

Cette dénonciation eut pour résultat de faire annuler mon engagement, comme s'il pouvait y avoir quelque chose de commun entre le patriotisme et l'assassinat.

On m'a donc privé du droit de me faire tuer.... Mon fils, plus heureux, est devant Constantine.

Oui, certainement il est difficile d'utiliser et de sacrifier une vie d'homme pour le bien général. A l'apparition du choléra, voyant se dresser tous les systèmes médicaux, animés sans doute d'une bien noble, mais bien stérile émulation, pour combattre ce pourvoyeur de la mort, j'offris à l'autorité mon tribut de soins, il ne fut pas accepté.

Il y avait assez de chariots ou à peu près assez pour conduire les cadavres au charnier !!!

———

Dans une autre circonstance, voulant séparer l'intérêt d'argent de celui que les oculistes doivent porter à leurs malades, je proposai la formation d'une société ophthalmologique qui, moyennant un très faible prix d'abonnement par commune, se serait engagée à faire des tournées régulières pour pratiquer les opérations et donner les conseils de la spécialité.

Je demandai une audience du ministre pour lui exposer mon projet.

Il fut répondu du ministre au préfet, du préfet au sous-préfet, du sous-préfet au maire :

Monsieur le Maire,

Un sieur Lagoguey, se disant oculiste, vient de demander à M. le ministre de l'intérieur l'autorisation de former une société ophthamologique.

Je ne pourrai donner suite à cette demande qu'autant que *le sieur* Lagoguey, qui n'est pas porté sur l'état des agents sanitaires du département, aura produit le titre en vertu duquel il exerce, le nom et la demeure des médecins qui consentent à faire partie de cette société, et aura indiqué par quels moyens elle acquittera ses engagements envers les souscripteurs, ainsi que les détails du projet d'association, sommairement énoncés dans sa demande.

Signé le Sous-Préfet......

Ainsi, pour arriver au ministre, il fallait communiquer mes plans à toute la hiérarchie administrative, maire, sous-préfet, préfet, médecins employés du ministère, etc.

Je me serais soumis à cette exigence au risque du *sic vos non vobis*.

Mais le ton méprisant de cette lettre administrative me cassa les bras.

Un sieur Lagoguey, se disant oculiste, prit alors la résolution de ne plus troubler les loisirs des hauts fonctionnaires, par la proposition d'un projet qui lui semblait fécond en heureux résultats ;

Je me déterminai à tenter pour mon compte
le bien, pour lequel, au lieu d'aide et de protection, je ne rencontre souvent que le *veto* des pro-
hibitions et l'insouciance administrative.

Et pourtant, avec moitié des frais d'un mariage
de prince ou d'une fête communale, on pourrait
changer totalement le sort de toute une classe d'in-
fortunés.

Voici quel est cet abonnement que je propose
pour mon compte, et pour les départements de
l'Aube, du Calvados, de Seine-et-Marne, Seine-
et-Oise, Seine-Inférieure, Marne, Eure, Eure-et-
Loir, Loiret, Orne, Nièvre, Bouches-du-Rhône,
Hautes-Alpes, Var, Finistère, de l'Yonne, la Cha-
rente, le Pas-de-Calais, le Nord et la Seine.

Le prix de l'abonnement est de vingt-cinq francs
par commune pour tous ces départemens. Il est
individuel pour le département de la Seine seulement.

L'abonnement est pour cinq ans. Je m'oblige à
passer chaque année une fois, dans les chefs-lieux
d'arrondissement. Je serai accompagné d'un docteur en médecine.

La moitié du prix de l'abonnement sera appliquée à me couvrir de mes honoraires, frais de

voyages et d'aides, et me sera remise à mon arrivée.

L'autre moitié sera déposée à la caisse des dépôts et consignations, pour, après la première période quinquennale, être appliquée par moi à l'achat d'un établissement où seront reçus et utilisés, sous la surveillance de l'administration des hospices, les aveugles incurables des départements dont toutes les communes auront souscrit à l'abonnement.

Les fonds de l'abonnement seront provisoirement déposés chez un ou plusieurs notaires du chef-lieu de département ; il m'en sera donné avis par lettres affranchies adressées chez moi, à Bondy, ou à l'hôtel Rossignol, Cour des Messageries Lafitte et Gaillard, où les abonnements et les fonds pourront aussi être adressés directement (franco.)

Les communes seront prévenues de mon passage et de mes stations au chef-lieu, soit par une insertion au Recueil des actes administratifs, lorsque MM. les préfets voudront m'accorder ce moyen de publicité, soit par une circulaire directement adressée aux maires.

Le prix de l'abonnement peut être fait et versé, soit au compte des communes lorsqu'elles ont des revenus, soit par les conseils de prefecture, soit

par les bureaux de charité, ou par quelques opu-
lents bienfaiteurs de l'humanité, qui pourraient
appliquer à cette œuvre philantropique les aumô-
nes qu'ils destinent aux aveugles, et doter une ou
plusieurs communes des avantages qu'elles peuvent recueillir, en faisant opérer leurs aveugles
sans frais, et en se débarrassant aussi des aveugles
incurables. Un seul malade qui s'abonnera dans
une commune peut, en recevant des soins peu coû-
teux, faire partager à ses concitoyens les secours
de l'ophthalmologie ; et si quelquefois l'administration ne fournissait pas des souscriptions égales à
la totalité des communes, les abonnements particuliers pourraient être une compensation suffisante pour atteindre le but que je propose.

Je n'accepterai que les engagements proportion-
nés à mes forces, et j'obtiendrai le concours des
ophthalmologistes les plus habiles, si le nombre des
départements qui auront souscrit dépasse celui dé-
signé dans cet exposé.

Tel était le projet pour lequel j'avais cru devoir
m'adresser au ministère.

Et telle est encore la proposition que j'adresse
maintenant aux administrateurs de tous les pays,

en préférant pourtant que nos départements l'adoptent.

Ce n'est pas là un projet désintéressé ; mes intérêts matériels y trouveraient leur compte, mais son exécution demande du zèle, de l'activité, de l'intelligence, un grand désir d'être utile, et je pense qu'il me serait possible de suffire à une tâche aussi honorable.

Mais vingt ophthalmologistes peuvent, comme moi, s'acquitter de ce soin, et j'aimerais encore mieux me les voir préférer, que de voir rejeter un projet dont les avantages me paraissent immenses.

Puisse-t-il être pris en considération par les hauts pouvoirs de l'état ; rois, ministres, préfets et corps savants, oubliez ce que le malheur et la vérité ont pu verser de fiel dans mon encre, et prenez votre large part du bien que je propose ; quelle que soit celle que vous me ferez, je l'accepte, fût-ce même l'oubli ; heureux d'avoir planté l'arbre sous lequel viendront s'abriter les aveugles, au grand regret du charlatanisme qui les exploite !...

On voit donc que depuis long-temps je cherche à honorer mon art, car ce fut à peu près à la même époque que l'ophthalmie belge me parut devoir offrir un vaste champ à mes observations. J'étais alors dans le Midi, et je proposai de faire à mes frais le voyage de Bruxelles, pour concourir au soulagement des militaires atteints de cette maladie, que l'on prétendait être contagieuse. Le ministre me répondit que le service médical ordinaire croyait pouvoir triompher de l'épidémie. Ce fut trois ans après cette première démarche, qu'apprenant que ce résultat n'était pas obtenu, je fis à mes frais, risques et périls, le voyage de Belgique, et que M. le ministre de la guerre voulut bien me faciliter l'entrée des hôpitaux....

NOTE 36.

Les scrupules dédaigneux de quelques doctes nullités classiques.

J'entends par là bon nombre de graves docteurs parmi lesquels, les uns m'ont présenté *des albugos qu'ils prenaient pour des cataractes*, les autres m'ont demandé *par qui je faisais fabriquer les*

pupilles artificielles, et surtout le docteur-bourg-
mestre dont j'ai déjà parlé, et qui ne connaît d'autre remède que *le laudanum et l'eau pour guérir
les cataractes.*

Les autres médecins dont j'ai reçu un accueil
bienveillant peuvent ne pas être tous très experts
en ophthalmologie, mais c'est le plus petit nombre,
et encore l'avouent - ils franchement. Presque
tous possèdent les connaissances les plus éten-
dues, seulement ils reconnaissent la supériorité des
oculistes pour la manœuvre opératoire et le choix
de la médication, plus facile à observer dans cette
spécialité que dans la pratique générale.

NOTE 36.

J'ai dit dans cet article qu'un journal de médecine n'est souvent qu'un prospectus collectif, et je
trouve chaque jour la preuve de mon assertion
dans les publications de ce genre, où je découvre
aussi parfois des traces de partialité.

J'ai lu récemment un article sur le traitement de
l'iritis siphylitique, par M. Carron Duvillards, et
comme les observations de ce docteur sont pleines
d'intérêt, une légère annotation par renvoi, prie le

lecteur de s'en rapporter, à ce sujet, au travail publié par M. Sichel, pour lequel ce journal entonne périodiquement la trompette ophthalmologique, et en tire les sons les plus éclatants.

Vous pouvez avoir une tendre inclination pour M. Sichel, Monsieur le rédacteur, si vous n'êtes M. Sichel lui-même, mais à coup sûr votre protégé ne suivra que de loin et de très loin son rival dans leur lutte scientifique, et tous deux seront encore distancés par le savant et modeste Sanson, et peut-être par d'autres, qui, spectateurs aujourd'hui et juges de leurs forces, peuvent demain descendre dans l'arène et y déployer une vigueur et des forces supérieures.

Et que diriez-vous, ô publicistes à tant la ligne ! si le but se trouvait atteint par un sauvage, un empirique, un paria médical;... que diriez-vous ? C'est tout simple, vous le nommeriez charlatan, et vos colonnes, d'un accès si facile pour la propagation des ravages du nitrate d'argent, se dresseraient en barrière pour lui fermer l'entrée du cirque.

Sans doute on doit des remerciements à la publicité, bazar du savoir où chacun vient déposer le fruit de ses remarques et de ses méditations. Mais il est utile et bien utile que le lecteur reçoive ces observations avec une sage réserve.

Par exemple, dans le numéro du journal dont je viens de parler, M. Serre propose la cautérisation de la cornée pour les cas d'amaurose, et je ne doute pas que, sur la foi d'un grand nom, cette médication ne soit employée, et, tant bien que mal, expérimentée par les nombreux abonnés des journaux de médecine.

Et comment se refuseraient-ils à saisir ce qui leur est présenté comme ancre de salut, dans une maladie presque toujours incurable?

« Comme caustique, comme modificateur des » phlegmasies, surtout externes, dit-on, le nitrate » d'argent est un précieux médicament, et ce n'est » pas sans de grands avantages que, depuis quel- » ques années, il est devenu d'un usage presque » général en thérapeutique ; on sait que, dans les » maladies des yeux principalement, c'est aujour- » d'hui *un remède presque populaire* ; M. Serre » est un des premiers qui l'ait appliqué au traite- » ment de l'amaurose, et il a grande foi dans sa » vertu. »

« Sans partager la confiance, bien naturelle, » sans doute, à tout inventeur, nous croyons ce-

» pendant, d'après les essais dont nous avons été
» témoins, qu'il peut avoir son utilité dans cer-
» taines circonstances, que les expérimentateurs
» devraient chercher à bien déterminer. M. Lis-
» franc fait grand cas de cette médication dans le
» traitement de l'amaurose, là où il s'agit de por-
» ter une excitation sur les nerfs de la cinquième
» paire, et, en général, de tout l'appereil nerveux
» et vasculaire de l'œil. L'auteur insiste sur ce
» point, qu'il y a dans cette opération un *modus*
» *faciendi*, que l'on ne peut bien comprendre
» qu'après l'avoir vu pratiquer. »

Ce *modus faciendi* n'est-il pas, dans beaucoup
de cas, la réserve faite par l'auteur d'un procédé
téméraire, pour l'appliquer lui-même et se ménager une réponse dans ce sens, chaque fois que
les autres praticiens lui reprochent de l'avoir employé, sans autre résultat qu'une aggravation de
douleurs, et la complication d'une maladie par
une autre.

M. Lisfranc, dit-on, a guéri par ce moyen, une
personne qui pendant six semaines avait été soumise au traitement de M. Gondret; cette guérison,
bien incomplète, peut-elle bien être attribuée aux
applications du nitrate d'argent; n'est-elle pas plus-

tôt le fruit, tardif, mais réel, de la méthode Gondret, dont on ne peut nier la puissance contre l'amaurose, mais que son auteur a, selon moi, appliquée sans fruit contre les cataractes développées ou non.

Je blâme cette réserve du modus faciendi dans l'emploi du nitrate d'argent, parce que non seulement je nie son fruit, mais encore je dis que beaucoup de médecins, sur la foi de noms tels que ceux de messieurs Serre et Lisfranc, tenteront cette application, et, au lieu de guérir la maladie, compliqueront l'amaurose en y greffant de nouvelles souffrances. Je le blâme, parce que l'auteur pouvait facilement indiquer le modus faciendi de ces applications; faire un mystère des parties touchées et de la manière de les toucher, cela me semble, je l'avoue, un petit moyen de cachette enfantine, peu digne d'un nom justement honoré, et une excuse non admissible contre les insuccès qui seront reprochés au caustique infernal.

Enfin M. Serre doit donner un travail complet sur cette matière, du moins l'article du journal nous l'annonce; et nous pouvons compter sur la construction d'un nouveau palais des chimères, dans lequel l'espérance peut encore héberger, à grands frais, les aveugles,.. pendant une nuit.

L'espérance est sans doute un bienfait; mais je crois que c'est le seul bienfait qui puisse résulter de la proposition dont je m'occupe.

Je pense 1° qu'il serait possible de laisser l'espoir aux incurables par des moyens plus doux.

2° Qu'il serait plus rationnel de ne pas exposer la maladie incomplète aux chances d'une application téméraire.

3° Et qu'enfin l'amaurose qui peut être guérie, cédera seulement à l'influence d'un traitement interne bien dirigé. Rien ne nous prouve d'ailleurs l'action directe qu'un caustique, appliqué sur l'œil, peut avoir sur les nerfs de la cinquième paire, et il est encore plus incertain que la cinquième paire soit exclusivement le siége de l'amaurose. —

Que M. Serre me pardonne la rudesse ou la franchise de cette observation ; un homme d'un talent aussi réel et aussi bien établi que le sien, n'a pas besoin de recourir à l'annonce de moyens héroïques ou miraculeux pour étendre sa réputation et augmenter sa clientelle. Je le crois de bonne foi dans sa proposition ; mais c'est aussi ce qui me garantit qu'il sera peut-être un des premiers à l'abandonner. Les grands noms des notabilités médicales, tels que Dupuytren, Marjolin, Lisfranc, Velpeau et autres, peuvent bien être invoqués pour accréditer une erreur, mais ils cessent bientôt d'en être les complices.

Pour ce qui est de l'emploi de la main droite, pour les yeux droits cataractés, cette prétendue nouveauté fut indiquée et réprouvée par Winzel père, dans son ouvrage sur la matière; déjà d'autres en avaient parlé avant lui.

De semblables inventions ne sont rien moins que nouvelles.., pourvu qu'une main habile tienne un aiguille, ou un couteau dont la pointe et le tranchant soient exacts, il importe peu que l'on opère de la droite ou de la gauche, à moins qu'à l'exemple des banquistes, on ne tienne à faire de l'effet en se créant des difficultés à vaincre.

J'ai opéré l'œil droit de la main gauche, je l'ai opéré de la main droite, en me plaçant derrière le malade pour l'abaissement. Mais l'abaissement de la cataracte m'a semblé toujours plus facile, de la main gauche; cependant pour l'extraction je me sers constamment de la main droite pour les deux yeux, et je reste placé en face du malade.

Le médecin dont je parle faisait ouvrir l'œil de sa malade le surlendemain de l'opération ; ce fut une notable imprudence, et s'il n'est pas survenu

d'inflammation, c'est que la nature fut plus sage
que l'opérateur.

———

Chaque fois qu'un œil présente les conditions
voulues pour une extraction, il est facile de pratiquer la section de la cornée, de la main droite:
il faut pour cela faire porter l'œil un peu du côté
de l'angle externe ; la saillie du nez ne se trouve
plus dans la ligne que doit parcourir l'instrument,
il est inutile que la lame en soit courbée sur le
plat ; cette manœuvre est extrêmement simple, et
l'ambi-dextre le plus habile fera encore bien de
l'adopter.

———

~~~~~~

FORMULES OPHTHALMOLOGIQUES.

(Ces formules, puisées dans différents ouvrages, ne figurent ici que parce que je nie leur mérite, à quelques exceptions près, et toutes produiraient de grands ravages si elles étaient appliquées sans discernement, ou par des personnes étrangères à l'art.)

N. 1.

Collyre. — Eaux de roses ⎱ de chaque 2 onces.
   —de plantain ⎰

Tuthie préparée   12 grains.

On animera avec alcool   2 gros.

Ce collyre est employé en lotions trois fois par jour dans les cas d'ophthalmie sèche.

N. 2.

de véronique ⎱
de thim   ⎰ de chaque une pincée.
Roses de Provins ⎰

Faire bouillir deux bouillons dans un demi-septier de vin.

Une compresse en application sur 'œil dans la même ophthalmie.

N. 3.

Eaux distillées d'euphraise⎫
—   de fenouil ⎬de chaque 2 onces.
—   de plantain ⎭

Sous-acétate de plomb cristallisé   2 grains.

En lotions dans l'ophthalmie humide pendant les premiers jours.

N. 4.

Eaux distillées d'euphraise⎫
—   de fenouil ⎬de chaque 2 onces.
—   de plantain ⎭

Trochisques blancs de rhasis   demi gros.

En lotions dans la seconde période de l'ophthalmie humide.

N. 5.

Pierre divine de 12 grains à demi gros.

Eau-de-vie   demi once.

Contre les ulcérations et les taches dans l'ophthalmie humide.

N. 6.

Poudre d'os de sèche ⎫
—   de sucre candi⎬ parties égales.

Pour toucher les taches.

N. 7.

Huile de linge   non usitée.
Même usage.

N. 8.

De tuthie   1 gros.
Beurre fondu et purifié lavé dans les
   eaux de rose et de plantain   1 once.
Gros comme une lentille sur le bord des paupières dans l'ophthalmie avec concrétions.

N. 9.

Sel ammoniac.
S. acétate de plomb cristallisé \} de chaque 7 grains.

        Eau de roses
          — de plantain \} de chaque 4 onces.
Employé dans la même maladie pour baigner
l'œil trois ou quatre fois par jour.

N. 10.

   Sulfate de zinc
   Iris de Florence \} de chaque 1 gros.

   Eau commune   4 livres.

N. 11.

Sous-acétate de plomb cristallisé   10 grains.

Eau de camphre   4 onces.

Pour lotions oculaires dans l'enchantis et l'ulcération des angles des paupières.

N. 12.

Eau distillée de camphre dont on touche les petits abcès de la conjonctive et de la cornée. Dès qu'ils commencent à percer on y substitue le collyre n° 5.

N. 13.

Eau distillée de fleurs de sureau 9 parties.

Eau-de-vie   1 partie.

Pour baigner l'œil dans l'ophthalmie érésipélateuse. —Séton, saignées du bras, du pied, de la gorge et vésicatoires.

N. 14.

Romarin
Sauge
Hissope
Roses de provins
} de chaque 1 pincée.

En ébullition dans du vin rouge   8 onces.

En application sur l'œil dans le chémosis. — compresses fixées par une bande. — Ce collyre est

employé en lotions dans les ophthalmies vénériennes.

N. 15.

Sang de pigeon.
Dans l'œil à la suite de coups.

N. 16.

Baume du commandeur	12 gouttes.
Vin chaud	2 onces.

Compresses en application dans le même cas.

N. 17.

Eau vulnéraire	1 gros.
Eau d'euphraise	5 gros.

En lotions dans le même cas.

N. 18.

Safran	demi gros.
Eau de roses — de plantain	} de chaque 2 onces.

N. 19.

Girofle
Aloës
Crocus
Camphre
Tuthie

} s. q.

en infusion dans du vin
d'Espagne.

Quelques gouttes dans l'œil pour cicatriser les
ulcères de la cornée. — Remède dangereux et inu-
sité.

N. 20.

Alun
Sucre candi
Coque d'œuf

} parties égales réduites en
poudre.

Pour toucher les taches de la cornée (inutile et
dangereux).

N. 21.

Infusion alcoolique
   d'anis
  — de fenouil

} de chaque 1 cuillerée.

Eaux d'euphraise
  — de fenouil
  — de plantain

} de chaque 2 cuillerées.

Comme lotion résolutive dans les abcès et albugos.

N. 22.

Eau de la reine de Hongrie.

Pour frotter la tumeur lacrymale trois ou quatre fois par jour.

N. 23.

Emplâtre de l'abbé de Grâce.

En application pendant un mois dans le même cas, et même dans le cas d'ouverture de la fistule.

N. 24.

Moelle de pomme cuite
Blanc d'œuf   } de chaque s. q.

En application sur la tumeur lacrymale.

N. 25.

Casse mondée
Pomme cuite   } de chaque s. q.

Même indication.

N. 26.

Décoction d'aristoloche, de gentiane et de myrrhe.

En injection dans les ouvertures fistuleuses lacrymales.

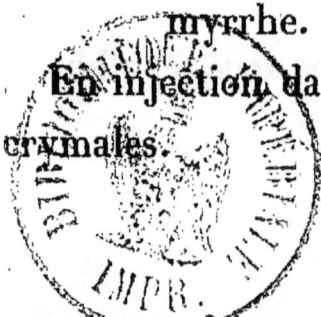

7

N. 27.

Éponge préparée.

En application dans le même cas.

N. 28.

Esprit de vin camphré.

Instillé dans le même cas.

N. 29.

Emplâtre diabotanum.

Appliqué après le cataplasme de pommes cuíes sur les orgeolets ou grèle des paupières.

N. 30.

Lait de figuier
Suc de grande chélidoine } de chaque s. q.

Ensemble ou séparément pour toucher la superficie des tumeurs carcinomateuses des paupières.

N. 31.

Pourpier
Verrucaire } de chaque s. q.

Même indication.

N. 32.

Eau distillée de frai
    de grenouille   }   de chaque 2 onces.
    de morelle

Sous-acétate de plomb cristallisé 2 grains.
En lotion pour le cancer des paupières.

N. 33.

Poudre de plomb brûlé
Mucilage de graine de lin   } q. s.
Sur de la charpie en application dans le même cas.

N. 34.

Eau de mélisse   1 gros.
— de morelle   4 onces.
En lotion tiède dans le même cas.

N. 35.

Le collyre précédent avec addition de terre
    sigillée.
Même indication.

N. 36.

Foie d'antimoine   2 gros.

Tuthie préparée   demi once.

Camphre   demi gros.

Cloux de girofle   20 grains.

En infusion pendant huit jours dans

L'eau d'euphraise
  — de fenouil
  — de grande chéli-
     doine
  — de rhue
} de chaque 4 onces.

En lotions trois fois par jour.—Dans la galle et l'ulcération des paupières.

N. 37.

Sel ammoniac
Sous-acétate de plomb } de chaque 4 grains.

Eau de roses
  — de plantain } 4 onces.

En lotion sur les paupières quatre ou cinq fois par jour.—Contre les dartres des paupières.

N. 38.

Esprit de sel   1 gros.

Esprit de vin   8 onces.

Pour frotter les paupières cinq ou six fois par jour dans le trichiasis.

N. 39.

Romarin
Thim   } de chaque q. s.
Sauge

Dans une cafetière de vin en ébullition, pendant un quart d'heure; matin et soir, on expose l'œil à la vapeur de cette infusion... contre la paralysie des paupières.

N. 40.

Esprit de vin distillé plusieurs fois sur des clous de girofle, la lavande, l'origan et le thim, en évaporation sur les paupières paralysées.

N. 41.

Huile de ver de terre   1 gros.
Esprit volatil huileux
Ou eau de mélisse composée, q. s. pour un liniment.

En frictions sur les paupières dans le tic nerveux.

N. 42.

Eau de roses
— de plantain   } battus ensemble.
Blancs d'œufs

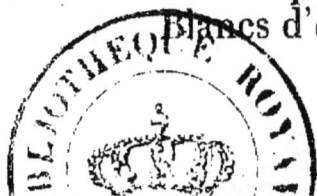

En application sur les paupières enflammées et érysypélateuses.

N. 43.

Feuilles de guimauve
Fleurs de roses ⎫ de chaque par-
— de mélilot ⎬ ties égales.
— d'hyssope ⎭

En décoction dans suffisante quantité d'eau, des compresses en application dans le même cas.

N. 44.

Fleurs de sureau	4 gros.
Esprit de vin	1 gros.

En lotion tiéde dans le même cas.

N. 45.

Emplâtre de diapalme.

En application sur les plaies produites par l'ouverture des tumeurs enkistées des paupières.

N. 46.

Pierre de Crollius	demi gros.
Eau commune	8 onces.

En lotion contre les phlyctènes des paupières et
l'onglet commençant.

N. 47.

Roses de Provins
Sauge
Thim
Absynthe

de chaque 1 pincée
en ébullition.

Dans du vin rouge, s. q.

Pour lotion contre les phlyctènes des paupières
et de la conjonctive.

N. 48.

Eau de chaux.
Même indication.

N. 49.

Eau de rose
— de graine de lin
— de mélilot
— de fenouil

de chaque, s. q.

En lotion contre les tumeurs qui se forment
entre le globe et l'orbite.

N. 5o.

Teinture d'aloës.

Instillée lorsque la tumeur précédente est ou-
verte.

N. 51.

OEuf entier
Huile rosat $\left.\right\}$ m.

Une compresse en application après l'extirpation
du globe.

N. 52.

Précipité rouge   1 partie.
Axonge   5 parties.

En friction légère sur le bord des paupières contre le ciron phtiriasis.

N. 53.

La pierre infernale.

Pour toucher les phlyctènes des paupières et de
la conjonctive,—les ulcères, etc.

N. 54.

Calomélas
Cinabre artificiel $\left.\right\}$ de chaque 1 grain.

Axonge   24 grains.

Pommade anti-ophthalmique.

Nota. —Je me sers parfois de cette pommade; mais elle m'a paru moins irritante en ajoutant un tiers d'axonge. Voici ma formule :

Calomélas
Cinabre artificiel } de chaque 2 grains.

Axonge   1 gros.

Une très faible partie sur le bord libre des paupières, pour terminer les ophthalmies.—Ce remède eût convenu dans l'ophthalmie belge en choisissant le moment opportun pour son application.

N. 55.

Sauge
Romarin
Sariette
Origan } à infuser dans l'eau bouillante.

En fumigation contre la phthisie de la pupille.

N. 56.

Racines de pyrèthre.
Mastication à jeun.—Même cas.

N. 57.

Angélique de Bohême fraîchement extraite
de la terre.

Même indication.

N. 58.

Succin	
Encens mâle	
Labdanum	
Bdellium	
Benjoin	
Mastich	le tout concassé et
Styrax calamite	pulvérisé.
Myrrhe	
Sang dragon	jeté par pincées sur
Camphre	des charbons ar-
Feuilles de romarin	dents.
Ecorces de grenade	
Cloux de girofle	

En évaporation dirigée sur les yeux fermés, contre l'amaurose.

N. 59.

Esprit volatil de sel ammoniac | de chaque par-
Eau de chaux | ties égales.

Compresses en applications contre la paralysie

des paupières.— Selon Winzel, ce remède a guéri l'impératrice Marie-Thérèse en 1760.

N. 6o.

Baume de Fioraventi.

En friction sur le front, les tempes et les paupières. — Contre le strabisme, la goutte sereine.

N. 61.

Décoction de café.

En évaporation sur l'œil soir et matin.—Mêmes maladies.

N. 62.

| Eau commune tiède | 9 parties. |
| Esprit de vin | 1 partie. |

En application sur l'œil après l'opération de la cataracte.

Ces formules de remèdes externes contre différentes maladies des yeux sont tirées des ouvrages d'anciens oculistes. Les ophthalmologistes qui leur ont succédé les ont plus ou moins copiées, modifiées et altérées, et n'ont fait qu'ajouter aux substances irritantes contenues dans la plupart d'entre elles.

Je vais continuer ce formulaire ophthalmologiste en prévenant les malades qu'une grande quantité de ces médicaments peut produire les effets que j'ai reprochés au traitement de l'ophthalmie belge, et que c'est à l'oculiste à en indiquer et diriger l'emploi.

N. 63.

Poudre d'euphorbe	2 onces.
Sulfàte de zinc	10 grains.

Sternutatoire contre la paralysie des muscles oculaires.

N. 64.

Camphre dissous dans l'alcool	6 grains.
Vitriol de zinc	10 grains.
Sel de Saturne	15 grains.
Eau d'euphraise ou de fenouil	3 onces.

En lotion sur l'œil; contre l'éraillement des paupières.

N. 65.

Deutoxide de mercure	1 gros.
Beurre frais	1 once.

Pommade anti-ophthalmique.

N. 66.

Nitrate d'argent . 10 grains.
Sous-acétate de plomb 15 grains.
Axonge 1 gros.

Gros comme un grain de blé sous la paupière supérieure. — Contre l'ophthalmie chronique. — On répète l'application !!!...

N. 67.

Oxyde rouge de mercure 2 grains.
Camphre 4 grains.
Pommade de concombres 2 gros.

En friction matin et soir. — Contre l'orgeolet.

N. 68.

Sublimé corrosif demi grain; en Belgique
   20 grains dans l'axonge.
Eau distillée 2 onces.
Laudanum de Sydenham 24 grains.
Mucilage de semences de coings 1 gros.

A instiller une ou deux gouttes dans l'œil quatre

fois par jour.—Contre l'ophthalmie scrofuleuse des enfants.

Le vésicatoire épispastique sur la face antérieure des paupières est proposé contre les ophthalmies chroniques par M. Velpeau. On sait ce que je pense de ce moyen.

N. 69.

Oxyde rouge de mercure
Oxyde de plomb demi-
    vitreux
Tuthie préparée
Alun calciné
} de chaque 1 gros.

Muriate sur oxygèné de mercure · 1 grain.

Cinabre   1 once.

Cette pommade de Desault est employée contre les ophthalmies palpébrales.

N. 70.

Onguent rosat   1 once.

Oxyde rouge de mercure   demi gros.

Même indication pour cette pommade, dite de Lyon, que pour la précédente.

N. 71.

Pommade de Janin.

Saindoux	4 gros.
Tuthie Bol d'Arménie	} de chaque 2 gros.
Précipité blanc	1 gros.

Contre l'ophthalmie palpébrale.

N. 72.

Collyre de Scarpa.

Acétate de plomb liq.	3 grains.
Eau distillée de plantain	4 onces.
Mucilage de gomme adragante	4 gros.

Quelques gouttes d'alcool camphré.

En lotion dans la seconde période de l'ophthalmie aiguë.

N. 73.

Collyre de Lebrun.

Aloës hépatique en poudre	1 gros.
Vin blanc Eau de roses	}de chaque 1 once et demie.
Teinture de safran	demi gros.

Contre l'ulcération des paupières.

N. 74.

Le collyre sec du docteur Delagneau composé de parties égales de tuthie et de sucre candi, a trois auteurs, Saint-Yves antérieurement et Dupuytren postérieurement. — Il n'en est pour cela ni plus efficace ni moins dangereux.

N. 75.

Collyre de Janin.

Eau de plantain	4 onces.
Sulfate de zinc	5 grains.
Mucilage de semence de coings	4 gros.

Contre l'inflammation chronique des paupières.

N. 76.

Collyre de Gimbernat.

Eau distillée	1 once.
Potasse caustique	2 grains.

On l'introduit par gouttes dans l'œil contre les taches de la cornée.

N. 77.

Collyre de Newmann.

Fleurs d'arnica   1 once.

Vinaigre distillé   1 livre.

Surcarbonate d'ammoniaque jusqu'à saturation.

Contre la cataracte. Cette médication ne peut qu'aggraver l'état du malade.

———

La médication de l'ophthalmie belge est composée particulièrement des formules suivantes :

N. 78.

Solution de pierre divine, avec ou sans laudanum.

N. 79.

Mercure, sublimé corrosif   1 grain.

Laudanum de Sydenham   3 gros.

Eau de roses   6 onces.

8

N. 80.

Eau minérale de Goulard.
Contre la seconde période blennorrhagique oculaire.

N. 81.

Sous-acétate de plomb liq. pur.
Pour toucher la conjonctive.

N. 82.

Liqueur de Bate
Vitriol romain   } de chaque 1 gros.
Bol d'Arménie

Camphre   15 grains.

Faites une poudre dont 15 grains dans eau bouillante une once et demie.

N. 83.

Collyre de Schmidt.

Sulfate de zinc   12 grains.

Sous-acétate de plomb   demi gros.

Eàu distillée   10 onces.

Esprit de vin camphré   2 gros.

Sulfate d'alumine   demi gros.

N. 84.

Oxalate acidulé de potasse.—Sans effet autre qu'une brûlure.

N. 85.

Hydro-chlorate de soude   1 gros.

Eau commune   1 livre

N. 86.

Gomme arabique   1 gros.

Calomélas   4 grains.

M: avec s, q. d'eau dans un mortier de verre.

Ajoutez acide pyroligneux de douze grains à un gros

Laudanum de Sydenham   15 gouttes.

N. 87.

Huile éthérée de poivre de

    Cubèbe   d'un demi gros à un gros.

    — d'amandes douces   2 gros.

Pour toucher les granulations deux fois par jour.

N. 88.

Onguent de Werthof.

Mercure précipité blanc	1 gros.
Axonge	8 gros.

N. 89.

Mercure précipité blanc ⎫
Poudre de gomme ara- ⎬ de chaque 1 gros.
bique. ⎭

Huiles d'amandes douces — 15 grains.

N. 90.

Mercure précipité ⎫
blanc ⎪
Poudre de gomme ⎬ de chaque 1 demi gros.
arabique ⎭

Huile d'amandes douces — 12 grain.

N. 91.

Essence de limon	2 gros.
Huile essentielle de noix muscade	2 gros.
Huile aromatique de girofle	demi gros.

Esprit doux de sel ammoniac   2 livres.

Distillez à un feu très doux.

Evaporation sur les paupières trois ou quatre fois par jour une demi-heure chaque fois.— Dans l'ophthalmie chronique.

N. 92.

Tartre stibié   15 grains.

Eau   1 livre.

Contre les ophthalmies purulentes contagieuses.

N. 93.

Eau camphrée   1 gros.

Eau distillée de plantain   2 onces.

En instillation sous les paupières dans l'ophthalmie purulente des nouveau-nés.

N. 94.

L'eau camphrée se compose de trois parties egales de vitriol romain et bol d'Arménie à une partie de camphre.—Le tout pulvérisé.

De cette poudre   1 once.

Eau bouillante   1 livre,

On laisse déposer en retirant du feu et on filtre.

N. 95.

Fiel de bœuf, de brebis et de poisson.

En application contre les taches de la cornée, dites albugos.

N. 96.

Huile de noix rance   2 ou 3 gouttes.

En application sur les albugos.

N. 97.

Huile de noix   2 gros.

Sous-carbonate d'ammoniaque   2 grains.

Fiel de bœuf   demi gros.

Pendant trois ou quatre mois en application contre les albugos.

N. 98.

Lait, safran et mie de pain   s. q.

En cataplasme.—Contre l'hypopyon.

N. 99.

Ammoniaque liq. et baume de Fioraventi.

En évaporation contre l'amaurose.

N. 100.

Sulfate jaune de mercure   2 grains.
Feuilles de betoine   1 scrupule.
Comme poudre sternutatoire.— Contre l'amau-
rose.

N. 101.

L'électricité et le galvanisme.
Secousses graduelles.—Contre l'amaurose.

N. 102.

Foie de mouton ou de bœuf   demi livre.
Rôti ou bouilli dans quatre livres d'eau. — En
évaporation sur les yeux, la tête étant enveloppée
d'une couverture.—Contre l'héméralopie.

N. 103.

Pommade ammoniacale.
Seton, ventouses.
Pommade de Strycnine,
En application contre l'amaurose.

N. 104.

Onguent noir de Muller, modifié par
M. Eble.

Gomme arabique
   en poudre   de chaque 1 demi gros.
Eau commune

Huile d'olive douce   1 gros.

F. un mucilage et ajoutez

Mercure noir d'Hannemann   12 grains.

F. s. a. un liniment.

En application sur les paupières granuleuses.

Le nommé Woutroba, pionnier, languissant
depuis sept mois, fut guéri en huit jours par cette
pommade, dit M. Eble.

N. 105.

Hydriodate de potasse   4 grains.
Axonge   1 gros.
Même indication.

N. 106.

Muriate d'or   3 grains.
Poudre de gomme arabique   14 grains.

Réduisez en poudre fine dans un mortier de verre et ajoutez un peu d'eau distillée.

Puis huile d'amandes douces   7 gouttes.
Même indication.

N. 107.

Acétate de morphine   3 grains.
Poudre de gomme arabique   demi gros.
Eau s. q. pour un mucilage.
Ajoutez huile d'amande douce 10 gouttes.
Même indication.

N. 108.

Acétate de cuivre en poudre.
Contre l'ophthalmie granuleuse.

N. 109.

Sulfate de cuivre   6 grains.
Eau   3 onces,
Même maladie.

N. 110.

Acétate de cuivre   3 grains.
Laudanum de Sydenham   1 gros.

N. 111.

Sulfate de zinc q. s. grossièrement con-
cassé, remplaçant le jaune d'un œuf
que l'on referme, quand on suppose le
zinc dissous, on exprime fortement, et
la liqueur obtenue sert à toucher les granulations de la conjonctive ou les ulcères des paupières.

N. 112.

Safran   8 grains.
Dans l'acide sulfurique concentré.
En application dans le même cas.

N. 113.

Deuto-chlorure de mercure   4 grains.
Eau distillée   1 gros.
En application sur la conjonctive.

N. 114.

Deuto-chlorure de mercure   3 grains.
Alcool   demi gros.
Même usage.

N. 115.

Nitrate d'argent.

En application sur la conjonctive.

N. 116.

L'extrait sec de noix vomique, digéré pendant plusieurs jours dans l'alcool, dépose un tannin sous forme d'extrait qui, séché, pulvérisé et incorporé dans un mucilage de gomme arabique, est délayé plus tard dans de l'eau distillée jusqu'à consistance d'extrait liquide.

En application une fois par jour sur les conjonctives dites granuleuses ; sur six malades M. Eble en a guéri deux, dit-il, par ce moyen.

M. Eble termine ses observations en répétant la phrase de Kriebel : « Celui-là est le plus éloigné » de la guérison qui pense guérir en quelque sorte » avec la rapidité de l'ouragan, au moyen des as- » tringents, toniques, irritants et autres moyens » semblables. »

J'approuve fort ce conseil qui n'est pas en harmonie avec la plupart des formules de M. Eble, dont cependant quelques-unes sont utiles, mais j'ajoute que la médication employée dans les hôpitaux fut encore plus que M. Eble prodigue des applications irritantes.

TISANES ET MÉDICAMENTS INTERNES.

N. 117.

Racine de squine — de patience	} de chaque 1 once.
Souci de vigne	1 poignée.
Réglisse	s. q.
Eau	10 livres.

A faire réduire de moitié par ébullition.

N. 118.

La tisane précédente se prend dans l'ophthalmie humide, trois grands verres par jour pendant un mois.—On ajoute :

Éthiops minéral	10 grains par jour.

Pendant trois jours. — Purgatif le quatrième, quatre jours de repos. — Même indication reprise et suspendue alternativement jusqu'à guérison. —

Les doses doivent être modifiées suivant l'âge et le tempérament du malade.

N. 119.

Soufre doré d'antimoine	1 gros.
Tisane ordinaire	4 livres.

A boire dans un jour et demi. — Dans le chemosis.

N. 120.

Calomélas, ou panacée mercurielle, ou muriate de mercure doux sublimé.

Chaque soir une dose dans les ophthalmies vénériennes.—Saignée du pied et purgatif dès le premier jour.—Bain entier soir et matin.

N. 121.

Sirop violat	1 once.
Petit lait	1 livre.

A prendre dans les albugos.

N. 122.

Bouillon de veau et d'écrevisses avec addition de cerfeuil, buglose, bourache, chicorée   de chaque 1 pincée.

Dans l'auchilops, ou commencement de fistule,
et l'ophthalmie.

N. 123.

Bouillon de vipère.
Contre la paralysie des paupières.

N. 124.

Racine et graine de pivoine.
Tic nerveux des paupières.

N. 125.

Le guy de chêne.

N. 126.

Cinabre d'antimoine.

N. 127.

Fleurs sublimées de sel ammoniac et du
caput mortuum d'huile de vitriol, lavées
avec l'eau commune et séchées ensuite.

Trois grains soir et matin dans un gros de con-
fection d'hyacinthe.

Même indication que les formules précédentes.

N. 128.

Mercure doux   8 grains.

A prendre le soir de deux jours l'un.

Contre les amas d'humeur derrière le globe. —
En même tems et les jours alternés.—Un purgatif
de sené, manne et jalap.

N. 129.

L'émétique.

Contre le strabisme.

N. 130.

Décoction d'euphraise et de sassafras.
Contre le strabisme.

N. 131.

Poudres de cloportes, de vipères et d'euphraise mêlées ensemble, contre les om-
bres et aberrations de la vue après l'opération de la cataracte.

N. 132.

Pulpe de coloquinte.
Décoction de feuilles de tabac.
Vin emétique trouble.
En lavements contre l'amaurose.

N. 133.

Pilules de belloste.
Contre la goutte sereine.

N. 134.

Eau de sedlitz.
Même indication.

N. 135.

Cloportes en poudre
Feuilles d'euphraise
Extrait de ciguë
Fleurs d'arnica

} en pilules.

Même indication.

N. 136.

Le quinquina La cascarille Le cachou	en poudre dans les eaux ther- males de Cautarest, Craus- sac, Balaruc, Bourbon l'Ar- chambault, Plombières, etc.

Même indication.

N. 137.

La valériane sauvage Le gui de chêne La racine de pivoine Le musc	ajoutez aux poudres précédentes et don- nez dès les mêmes véhicules.

Même indication.

N. 138.

Antimoine cru   6 onces dans un nouet.

Salsepareille coupée   2 onces.

En infusion chaude pendant 24 heures dans eau de fontaine 8 livres.

En tisane contre le ciron des cils et des sour-cils.

N. 139.

Miel mercuriel

Ou moelle de casse   de 2 à 3 gros.

Eau de graine de lin   s. q.

Pour un lavement dans la phthisie de la pupille.

N. 140.

Tartre stibié   1 grain.

Crême de tartre   2 gros.

Dans une livre de petit lait.

A prendre à doses réfractées, pendant plusieurs jours consécutifs, dans les ophthalmies graves avec embarras gastrique.

N. 141.

Rhubarbe en poudre   6 grains.

Nitre   1 scrupule.

A prendre toutes les trois heures pour rappeler l'écoulement blennorrhagique dans l'ophthalmie vénérienne.

N. 142.

Décoction de quinquina   9 onces.

Eau miellée   1 once.

Teinture de gayac   4 gouttes.

A prendre en trois fois contre l'ophthalmie scrofuleuse rebelle.

N. 143.

Quinquina   2 onces.
Cinabre d'Antimoine   1 once.
Gomme de gayac   demi once.
Sirop   q. s. pour un électuaire.
Contre l'ophthalmie scrofuleuse rebelle.—Une
cuillerée à café en trois fois par jour.

N. 144.

Quinquina   1 scrupule.
Extrait de ciguë   demi grain.
Deux fois par jour pendant cinq semaines.—
Contre l'ophthalmie scrofuleuse. — On augmente
graduellement la dose d'extrait de ciguë.

N. 145.

Rhubarbe   24 grains.
Tous les jours pendant cinq semaines.—Contre
l'ophthalmie scrofuleuse.

N. 146.

Proto-chlorure de mercure
Soufre doré d'antimoine } de chaque 1 grain.

Contre l'ophthalmie varioleuse. — Matin et soir.

N. 147.

Proto-chlorure de mercure
Soufre doré d'antimoine } de chaque 1 grain.

Extrait de ciguë   4 grains.

Deux fois par jour contre l'ophthalmie varioleuse.

N. 148.

Crême de tartre   demi once.
Tartre émétique   1 grain.

Un sixième matin et soir.—Contre l'ophthalmie varioleuse.

N. 149.

Vin antimonial d'Huxham   3 gros.
Teinture thébaïque   demi gros.

Cinq gouttes de cette mixture matin et soir.—
Contre l'ophthalmie varioleuse.

N. 150.

Écorce de mézéréon	1 once et demie.
— de salsepareille	2 onces.
Eau commune	3 livres.

A réduire à 2 livres.—Ajoutez six onces de lait récent.

Contre l'ophthalmie syphilitique. — En un jour.

N. 151.

Gomme ammoniaque	
Assa fœtida	
Savon de Venise	de chaque 2 gros.
Racine de valériane	
Sommités d'arnica	
Tartre émétique	18 grains.

P. des pilules de 2 grains.

Ces pilules de Richter sont employées comme fondant à la dose de quarante-cinq par jour.—En trois fois.—Contre la goutte sereine.—L'usage en est continué pendant plusieurs semaines.

N. 152.

Sel de plomb   4 gros.

A jeun dans une seule tasse de bouillon aux herbes.—A répéter pendant plusieurs jours (clinique de Dupuytren).—Fille de 20 ans délicate.

Contre une collection de pus dans la chambre antérieure.

N. 153.

Calomélas   4 grains.
Racine de jalap   18 grains.
Huile essentielle de citron   1 goutte.

En purgatif contre l'ophthalmie scrofuleuse.

N. 154.

Hydrochlorate de baryte crist. demi gros.
Eau distillée   1 once.

Six gouttes par jour en trois fois dans un demi verre d'eau sucrée.—Contre la même maladie pour la terminer.— Cette formule vient de M. Eble, et n'est pas de M. Sichel, comme le prétend un journal de médecine.

J'ai promis d'indiquer par quels moyens je me crois certain d'être plus utile aux malades, j'acquitterai ma promesse en citant le baron Wenzel, auquel revient tout le mérite de cette utile et prudente médication.

« Presque toutes les personnes attaquées de ma-
» ladies d'yeux attachent une grande importance
» à l'usage des différents collyres ; elles sont per-
» suadées de leur grande efficacité même dans les
» maladies qui ne trouvent de guérison que dans
» la chirurgie. Cette persuasion ne peut être blâ-
» mée ; elle tient de leur part, au défaut de con-
» naissance, et aussi à la crainte des opérations ;
» mais on ne peut excuser les personnes de l'art,
» qui, instruites comme elles devraient l'être, pen-
» sent de même. Il est ridicule, en effet, de pré-
» tendre guérir des maladies qui existent profon-
» dément dans l'œil et qui ne peuvent disparaître
» que par la voie des opérations, et ce, en soufflant
» des poudres entre les paupières et le globe, en oi-
» gnant ces organes avec des pommades, en les
» baignant et fomentant avec des collyres sous
» forme fluide, etc.

» Les prétendus spécifiques dont le secret existe
» depuis nombre d'années dans beaucoup de fa-

» milles, peuvent encore moins soutenir un exa-
» men impartial. Les personnes qui possèdent ces
» prétendus spécifiques y attachent une grande
» importance, et les administrent avec confiance
» dans beaucoup de maladies d'yeux, qui n'admet-
» tent que les opérations, et alors, bien loin de
» procurer une guérison, ils provoquent d'autres
» accidents qui rendent la cure impossible par les
» voies chirurgicales.

» On ne doit pas conclure de ce que je viens de
» dire qu'il faille exclure l'usage des collyres;
» seulement on doit bien se pénétrer que s'ils sont
» parfois nécessaires, il appartient aux seuls pra-
» ticiens instruits de cette partie de la médecine, de
» les conseiller avec discernement et fruit. Alors
» ils n'attacheront point aux collyres plus de con-
» fiance qu'il ne convient; mais ils les associeront
» aux remèdes internes, sans lesquels dans beau-
» coup de maladies d'yeux les collyres seront sans
» efficacité.

» *Le meilleur collyre fluide, sans contredit, est*
» *l'eau la plus pure.*—Dans aucun cas elle ne peut
» être nuisible, ce qu'on ne peut pas toujours dire
» des autres médicaments ophthalmiques; mais
» elle peut bien quelquefois être insuffisante. Sou-

» vent même, lorsque quelques collyres font du
» bien, on pourrait, sans être taxé d'incrédulité,
» *l'attribuer à l'eau qui entre dans sa composition;*
» cependant on ne doit pas donner dans l'excès ; il
» serait ridicule de s'obstiner à la prescrire exclu-
» sivement ; il est beaucoup de circonstances où il
» est nécessaire d'y incorporer des substances, soit
» végétales, soit minérales, qui puissent avoir une
» action quelconque et plus énergique que ce fluide
» seul.

» Les collyres émollients composés de substances
» telles que la guimauve, les semences froides, le
» seneçon, le mélilot, les pommes de renette rédui-
» tes en pulpe, le mucilage de gomme adragante,
» les graines de lin, la verveine, les émulsions sim-
» ples, le lait, le sang de pigeon, etc., sont rare-
» ment salutaires, quoique très prodigués, et font
» presque toujours du mal, en ce qu'ils favorisent
» la suppuration. Ils ne sont nécessaires que pour
» favoriser l'atrophie de l'œil, etc.

» Les collyres répercussifs, détersifs et dessica-
» tifs demandent beaucoup de prudence dans leur
» indication, etc.

» Les collyres secs et en poudre doivent toujours
» être proscrits, etc.

» Les collyres résolutifs sont le plus fréquem-
» ment prescrits, et rarement sans succès, par les
» praticiens éclairés.»

Voilà ce qu'écrivait feu Wenzel père sur la valeur
des collyres ; je pense comme lui et je dis que de
toutes les formules anti-ophthalmiques que j'ai
réunies, à peine un dixième est sans danger, à
peine un vingtième est applicable.

Je terminerai par cette dernière citation du même auteur :

« Je crois que celui qui se livre à la guérison des
» maladies des yeux doit le faire exclusivement à
» toute autre branche de la médecine; et sans
» doute il y réussira mieux que tous médecins et
» chirurgiens, qui, quoique fort éclairés, auront
» la prétention gratuite de vouloir l'exercer con-
» curremment avec la médecine et la chirurgie en
» grand. Je pense que cette prétention peut faire
» beaucoup de victimes; elle décèle au moins beau-
» coup d'amour-propre et d'avidité. »

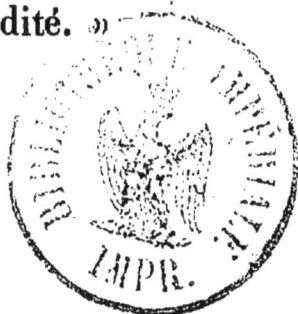

FIN.

TABLE DES MATIÈRES.

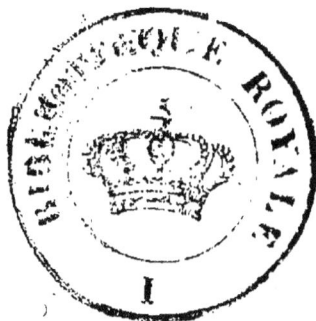

FIN DE LA TABLE.

www.ingramcontent.com/pod-product-compliance
Lightning Source LLC
Chambersburg PA
CBHW031122210326
41519CB00047B/4366